우리나라 전통 안마 지압 마사지

쓰두

KB191947

우리나라 전통 안마 지압 마사지 쓰두

발행일	2024년 10월 21일

지은이	조재훈		
펴낸이	손형국		
펴낸곳	(주)북랩		
편집인	선일영	편집	김은수, 배진용, 김현아, 김다빈, 김부경
디자인	이현수, 김민하, 임진형, 안유경	제작	박기성, 구성우, 이창영, 배상진
마케팅	김회란, 박진관		
출판등록	2004. 12. 1(제2012-000051호)		
주소	서울특별시 금천구 가산디지털 1로 168, 우림라이온스밸리 B동 B111호, B113~115호		
홈페이지	www.book.co.kr		
전화번호	(02)2026-5777	팩스	(02)3159-9637

ISBN	979-11-7224-324-1 03510 (종이책)	979-11-7224-325-8 05510 (전자책)

(주)북랩 성공출판의 파트너

북랩 홈페이지와 패밀리 사이트에서 다양한 출판 솔루션을 만나 보세요!

홈페이지 book.co.kr • **블로그** blog.naver.com/essaybook • **출판문의** text@book.co.kr

작가 연락처 문의 ▸ ask.book.co.kr

작가 연락처는 개인정보이므로 북랩에서 알려드릴 수 없습니다.

내 건강은 내 손으로 관리할 수 있다

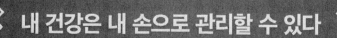

우리나라 전통 안마 지압 마사지

쓰두

조재훈 지음

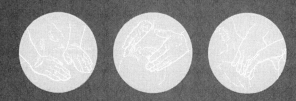

전통 마사지와 수기술의 지혜가 담긴
가장 쉬운 자가 테라피!

북랩

추천사

88 서울 올림픽 때 한국의 전통 스포츠마사지의 시연에 중국 것을 보여 국제적인 망신이 있었다. 반만년 역사에 어머니의 약손을 비롯해 우리나라 전통 마사지와 수기술이 없을 리가 만무하다. 시각장애인들에게는 이미 1913년 일본에서 들어와 70여 년간 체질과 습성에 따라 각자 고유하게 발전시킨 안마가 있다. 광복 후 일인들이 물러나니 일반 가정에 안마 손님도 전화도 없었다. 안마 손님을 새로 모으기 위해 충돌사고와 동상에도 골목을 누비며 피리를 불어, 업권을 개척하고 발전시켰다. 시각장애인들은 수기술을 발전시켜 오늘날에는 국민 건강에도 크게 이바지하고 있다. 근골격계 질환의 치료에는 시각장애인들의 손을 누구나 인정하고 있지 않은가?

시각장애인들은 예부터 복술로 많은 환자와 가까웠다. 복술을 모르는 시각장애인이라 해 고통 중인 사람 곁에서 그냥 놀기만 했겠는가? 부드러운 손과 발의 밟기로 환자의 고통을 덜어주려고 애를 썼을 것이다. 속담에 병신 자식에게서 효도를 본다는 말이 있지 않았나? 그러니까 시각장애인은 직업을 안마로 하기 전부터 치료를 시행했던 것이다. 조 선생은 이런 자료를 널리 모아 특징과 효험을 연구하였다.

이와 같은 노력의 결과를 맹학교의료교사연수회와 안마사보수교육 때에도 초대되어 강의를 했다. 그리고 여기에 대한 책도 그림으로까지 발간했다. 선생은 20여 년 맹학교에서 안마사를 길러내며 교장에까지 올랐다. 아울러 교사 재직 중에도 치료에 대한 명성으로 50여 년 환자 치료를 했던 경험이 있다.

우리나라 전통 접촉 치료술 쓰두의 효험을 본 사람들은 요가보다 배우기가 훨씬 쉬우나 효과는 더 뚜렷했다고 했다. 본인도 선생에게 몇 가지 쓸기를 익혀 응용하며 건강관리를 하고 있다. 안마사협회를 이끌어왔던 한 사람으로 이 책 내용에 깊이 공감하게 되었다. 아무쪼록 이 책이 널리 보급되어 국민 건강은 물론 실추되었던 국가적 위상이 속히 만회되기를 바라는 마음에 이 추천사를 쓴다.

대한안마사협회 회장

나종천

머리말

온 우주와도 바꿀 수 없는 것이 건강이다. 기를 소통시켜 병을 다스리던 선조의 예지를 빌리면 누구나 스스로 자기 건강을 관리할 수 있는 방법이 있어 여기에 소개하려는 것이다.

역사적인 88 서울 올림픽 때 우리나라 전통 스포츠마사지에 대한 시연이 있었다. 그때 선을 보인 것이 활인심방이었다. 이것은 중국 것으로 국가적인 망신이었다. 일제의 식민지 정책과 서양 문명의 급격한 도입으로 우리 문화와 전통은 크나큰 시련을 겪었다. 우리의 것은 모두 비과학적이라고 하거나 미신 행위로 차별하였다. 수기 요법은 기록조차 없었으므로 그것을 인정받기가 더 어렵게 되었다. 그러나 세계 어느 곳에 어떤 사람이 살건 수기 요법은 원초적인 행위 중 하나가 아닌가? 따라서 반만년의 역사에 전통적인 수기 요법이 없었다는 것은 말이 안 된다. 특히 우리나라 시각장애인들이 불모지와 같던 곳에서 안마 마사지 지압 등, 수기 요법을 허기를 참고 피땀으로 치료술로 발전시켜 보급하였다. 정부에서도 이것을 인정하여 업권을 지켜주고 있다. 한 안마인으로서 우리나라 전통 스포츠마사지와 접촉 치료술이 부재한다는 데 대한 책임을 느끼지 않을 수 없었다. 손재주가 좋아 세계 기능올림픽이 있을 때마다 메달을 휩쓸어 오지 않았는가? 이러한 우리에게 고유의 수기 요법이 없다는 것은 한층 의문스러운 일이었다.

이에 1996년 12월 맹학교 교사 연수 때에 우리나라 전통 접촉 치료술 제하에 본인의 논문을 바탕으로 이 글을 쓰게 되었다. 안마, 마사지, 지압, 추나, 척추교정 등을 종합한 뒤에 이것을 보다 발전적으로 기술하게 된 것이다. 처음에는 수기술의 유래에 그 종류나 특징을 요약하였고 거기에 우리의 쓰다듬고 두드리는 전통 접촉 치료술을 접목시켜 보았다. 그리고 교육 현장에서도 응용할 수 있는 방안을 기술하였다. 고유성을 위해 '우리나라 전통 접촉 치료술 쓰두'라 하였으나 기존의 수기술과의 조화를 위해 '우리나라 전통 안마 지압 마사지 쓰두'라고 불러도 좋을 것이다. 그다음 기의 순행을 우선으로 하는 전통을 살려 누구나 익혀 건강 증진에 활용할 수 있는 기본 쓰두를 소개하였다. 이해를 위해 설명이 중복되거나 길어진 면도 있다. 주장이 허구가 아님을 증명하기 위하여 전통적으로 시행하던 접촉 치료술 10가지를 실례로 기술하였다. 한 가지만 효과를 보아도 책을 입수한 보상이 될 것이다.

양의학에서 세균의 발견과 그 퇴치법으로 모든 병을 정복한 줄로 여기다가 한계에 이르러 동양 의학의 기 치료에 관심을 갖게 되었다고 한다. 기 하면 우리 조상님들이 아닌가? 이것은 시각장애인이 처음 개발한 것이므로 전문의의 지시를 받아야 한다는 시비가 없으리라. 또 〈쓰두〉로 효험을 본 비장애인들이 도서로 출간하기를 더욱 기대하였다.

 초석이 되기 위하여 동서의 의서를 탐독하고 요가 단학 및 기공에 대해서도 섭렵하였다. 그리고 서양의 스포츠마사지에 못지않은 수기술이 우리나라에도 전해지고 있다는 사실을 증명하기 위해 애를 썼다. 중시하고 있는 점은 선조들께서 매사에 대비하던 예지를 빌리면 내 건강은 내 손으로 관리할 수 있다는 것이다. 냄새 때문에 천대받던 김치가 세계인의 건강식에까지 오르게 되었다. 인도에서는 수상까지 나서서 요가를 세계에 보급하고 있다. 이 〈쓰두〉는 요가보다 익히기가 아주 쉬우면서도 건강에는 훨씬 효과가 좋다는 평을 받고 있다. 우리나라가 약소국이라 무력으로서는 세계를 당하지 못하지만 문화로서는 온 세상을 선도할 수 있을 것이라는 백범 김구 선생님의 유지를 받들어 나가기로 해야겠다.

차례

제1장

건강 접촉술을
쓰두로 하는 목적

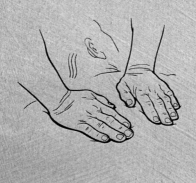

'세상의 모든 것은 변한다.
발전 역시 변함이 없이는
이룰 수 없다.'

우리는 몸에 갑자기 이상이 생기면 눈으로 살피기도 하지만 거의 반사적으로 손을 먼저 환부로 가져간다. 이것은 원시 때부터 해오던 본능적인 동작일 수 있다. 그러나 이 원시적인 손이 의과학이 놀랍게 발전한 오늘날에도 수기 요법으로서 날로 진가를 더해 가고 있다. 그것은 손이 단순히 물리적인 효과만을 주는 것만이 아니기 때문이다. 생물과의 피부 접촉은 심신의 안정과 저항력의 상승을 가져온다는 사실이 밝혀졌다. 열이 있을 때 손이 닿으면 시원해지고 통증에도 다른 손이 접해지면 아픔이 덜해지는 것을 느꼈었다. 우리가 부지중에 수기 요법을 행하고 있던 실례일 것이다.

정신분석학자 지그문트 프로이트(Sigmund Freud)는 환자를 접촉 없이 언어로 치료하는 것으로 유명했다. 그러나 그의 제자 가운데 한 사람인 빌헬름 라이히(Wihelm Reich)는 금기를 어겨야 했다. 환자들 가운데 대화로 치료할 수 없는 사람을 접촉술로 쾌유시키는 방법을 발견하게 되었기 때문이다. 치료를 받던 사람들의 특징을 살펴보니 정신적으로 이상이 있는 환자는 육체적으로도 무리가 있었다. 정신 따로 육체 따로가 아니었다. 따라서 접촉 치료의 불가피성이 증명되었던 것이다. 여기에 정신과 육체와 기, 그리고 언어의 암시를 결합한 우리나라 전통 수기 요법에 대해 생각해 보자. 그런데 이 수기 요법 중에서 우리나라의 것은 지금까지 없다고 되어 있다. 1950년도만 해도 지방행정의 단위인 군에 자격이 있는 의사 하나가 없어 공의가 군민의 보건을 돌보아야 했다. 이 시절에는 어머니의 약손이 만병을 물리치며 우리를 건강하게 길러내지 않았는가?

현재 시행하고 있는 안마나 지압 그리고 마사지는 모두 외국에서 들어온 것이다. 그러나 이런 안마나 지압, 마사지가 우리에게 적합하다면 구태여 이런 것에까지 국수주의적인 신토불이를 주장하지 않을 것이다. 우리는 안마나 지압을 처음 받으면서 안마 몸살이라는 것을 앓는 수가 있다. 체질과 증세에 따라 후벼파듯 주물러야 될 때가 있다. 이렇게 계속하면 뱀이 개구리를 삼킨 것처럼 근육이 뭉치게 된다. 부작용이 있는 것이다. 더 큰 문제는 안마나 지압 모두 주로 엄지로 하게 되는데 그 부담이 너무 커서 관절염을 일으키는 경우도 많고 손가락에 기형까지 가져오는 수도 있다. 서양인들의 마사지는 피부 위에 하고 있다. 즉 알몸에 하는 것이다. 따라서 이것은 우리나라 사람의 정서에도 맞지 않을 뿐 아니라 준비를 갖추어야 할 것이 많다. 목욕 시설이나 보온 시설이 필수적인 것도 간과할 수 없다. 안마 마사지는 물론 기존의 수기술들은 방식이 어려워 익히기도 어렵다. 따라서 동양의 안마나 지압 그리고 서양의 마사지가 모두 개선점이 있다. 그런데 우리의 전통적인 생활 모습을 살펴보면 익히기 쉬우면서도 효능이 좋은 동작으로 수기요법에 준하는 것들이 여러 곳에서 발견되고 있다.

이에 기존의 동서양의 수기 요법의 장점에다 쓸고 두드려 기를 돋우는 전통적인 방법과 융합시켜 '우리나라 전통 안마 지압 마사지 쓰두'란 건강 접촉 치료술을 보급할 목적으로 이 책을 기술하기로 하였다. 이것은 여러 가지 수기술의 장점을 딴 것이므로 우리나라 사람뿐만 아니라 다른 나라 사람들에게도 스포츠마사지 이상 건강에 도움을 줄 수 있으리라 믿는다.

제2장

수기 요법이란

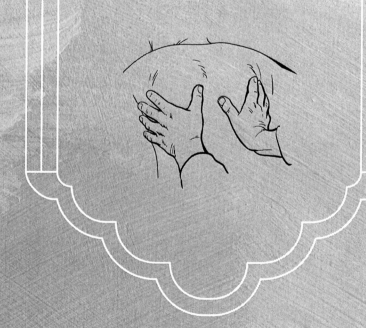

'손은 신으로부터
창조와 치료의 능력을
전수받은 전유물이다.'

수기 요법이란 말 그대로 '손기술'을 써서 병을 치료하는 방법이다. 카이로프랙틱(chiro: 손, practic: 기술), 즉 어원상으로도 그렇다. 이 단어를 사전적으로는 약물이나 수술을 적용하지 않고 근육을 풀거나 골격을 정리하여 병을 치료하는 것이라고 되어 있다. 척주 교정요법이라는 말로 더 잘 알려져 있기도 하다. 그렇지만 손을 써서 어떻게 치료까지 할 수 있는가에 대해서는 누구나 의문을 가지게 될 것이다. 그러므로 이에 대해 주의를 기울여 살펴보아야 하겠다. 손을 써서 병을 치료한다는 일이 단순하지만은 않다. 우선 손만 놓고 생각하더라도 손바닥과 손등이 있으며 또 다섯 개의 손가락이 각각 다른 기능을 가지고 있다. 그리고 하나하나의 손가락 역시 각기 바닥과 등이 있고 또 그 머리와 마디가 모양을 달리하고 있는데 따라 쓰임새 역시 다르다. 손금과 지문도 각각이다. 이러한 이유에서인지 솜씨도 사람마다 다르다. 운명까지도 손에 나타나 있다고 한다. 그 기능 역시 천차만별이다. 좀 허황되지만 무협지에서 사람을 날려 보내고 바위까지 깨트리는 장풍의 위력은 어떠한가? 사람의 손은 창조와 파괴의 주역을 맡고 있지 않은가? 따라서 이러한 만능의 손으로 병을 고치는 일은 당연하다고 할 수 있다. 태초에서부터 인류가 손을 써서 생활하였다면 병을 고치는 일 또한 손의 몫이었을 것이다. 쓸어주고 두드리는 본능적인 동작에서 시작하여 단순한 타박과 염좌에도 손이 먼저 동원되었을 것이다. 고열이나 통증에도 첫 번째 처방제가 손이었을 것이다. 조난 시 구출은 물론 탈골과 외상 그리고 골절에도 먼저 손을 써야 했을 것이다. 이것은 현대사회에서도 마찬가지다. 그러니까 수기 요법이란 손을 사용해 치료하는 모든 행위를 말하고 있다. 그런데 요즘은 경우에 따라 팔꿈치나 발꿈치가 쓰이고 무릎이나 몸통에다 치아까지 사용하게 된다. 온몸을 써서 치료하는 것이다. 이에 서양인들의 스킨십(SKINSHIP)이란 어의에 가까운 말로 접촉 치료라고 하는 것이 타당할 것 같다.

현재의 수기 요법은 안마나 지압 그리고 마사지의 개념에서 더 나아가 척주 교정 및 기형 치료나 반사 요법 등 광범위한 분야로 응용되어 가고 있다. 또 우리나라의 전통적인 수기술에서도 매달기와 밟기 등 단순히 손을 쓰는 것에서 벗어나 기치료와 함께 다양한 기술이 응용되고 있었다. 따라서 여기에서는 본인이 배우고 경험한 범위에서 보다 폭을 넓혀 수기 요법을 생각해 보기로 한다. 스포츠마사지 역시 운동경기가 다양해짐에 따라 통일된 술식보다 분야별로 전문성을 키워 발전해 나가고 있다. 그러므로 스포츠마사지도 수기 요법의 하나로 취급해도 무방할 것 같다.

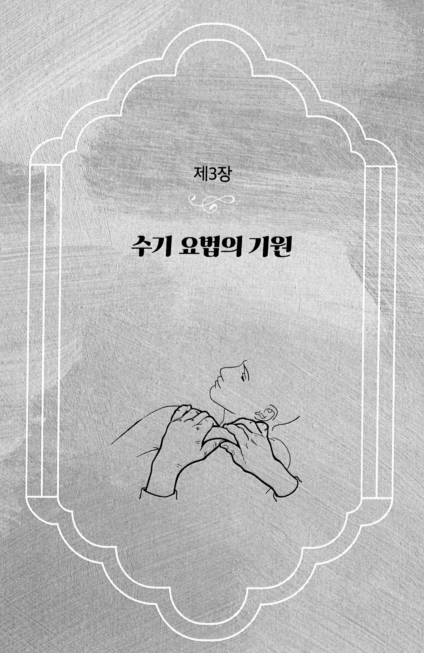

제3장

수기 요법의 기원

'사도세자가 비명에 가자
부인 혜경궁 홍씨도 기절.
그것을 살린 것은?'

수기 요법의 기원은 인류가 존재하게 된 때부터라고 해도 과언이 아닐 것이다. 그러나 역사의 기록이 시작된 순간을 인류의 역사로 보는 것처럼 수기 요법에 대해서도 문서에 의한 기원을 찾는 것이 순서일 것 같다.

우리는 흔히 서양 의학의 시조를 고대 그리스의 히포크라테스 (Hippocrates)라고 한다. 그런데 이 히포크라테스가 마사지에 대하여 무릇 유능한 의사는 마사지 기술을 잘 익힌 사람이어야 된다고 한 것만으로도 그 기원이 얼마나 오래되었는지를 증명할 수 있을 것이다. 그리고 이보다 수 세기 전부터 기술된 것으로 알려진 동양의 최고 의서, '황제내경'에도 일찍부터 중국의 중부지방에서 수기 요법이 시행되고 있었음을 기록해 놓고 있다. 미국에서 출간된 『The book of massage』란 책에 실린 그림을 보면 피라미드 벽화에도 마사지를 하는 장면이 있다. 따라서 이 수기 요법은 의학사에 있어서도 가장 오래된 치료술의 하나라는 것이 밝혀진 것이다. 그러나 이 수기 요법은 시대의 변천과 국가의 제도 등에 따라 많은 우여곡절을 거치게 되었다. 그러므로 몇몇 기록에 의하여 변천사를 추정할 뿐이지 민간에게 보급되어 시행되고 있었던 광범위한 수기술에 관해서는 알 길이 없다. 여기에서는 수기 요법을 학문적으로 연구하기보다 보급을 우선으로 하여 일반인들의 건강에 조금이라도 이바지하고자 하는 것이 목적이다. 따라서 오히려 수기 요법의 방식과 응용에 대하여 중점을 두는 것이 좋을 것 같다.

그러나 우리나라의 수기 요법에 대해서는 조금 더 살펴보고 지나가는 것이 좋을 것 같다. 기록을 찾아보면 이퇴계 선생이 활인심방이란 책을 펴서 이른바 기공물리치료를 시행한 것으로 되어 있다. 이것은 중국의 의서에서 따온 것이라고 한다. 허준 선생의 동의보감에도 도인이란 수기 요법에 대한 처방이 있다. 또 17세기경 이경화란 분의 기록에서 '침보다 수기 요법이 낫다'라는 언급이 있었다. 그렇지만 어떤 식의 수기술을 어떤 병에 어떻게 시행하는 것이 적합하다는 상세한 기록이 없다.

혜경궁 홍씨의 한중록을 보면 남편 사도세자의 비보에 자기도 기절하여 의식을 잃었다고 한다. 궁궐에서 쌍 초상을 맞게 된 것이다. 그런데 궁녀가 주물러 소생하게 되었다고 하였다. 우리가 인공호흡법이나 심장소생술을 익히듯 어머니들이나 궁녀들은 구급법을 익혔다고 한다. 사람이 허약하거나 몹시 흥분을 하면 기절하여 사망에 이르는 수가 있다. 고열에도 전신경련과 함께 인사불성이 된다. 이와 같은 때를 대비해 구급법을 익혀두는 것이다. 배 위에서의 죽음을 복상시라고 하였다. 임금님과 궁녀 사이에 생길 수 있는 일이다. 그래서 자녀의 경기에 대처하는 어머니와 장래를 예비하는 지혜로운 규수를 비롯해 궁녀들이 소생술을 익혔던 것이다. 주로 회음혈이나 인중의 수구혈과 발바닥의 용천혈을 자극하고 사지에 맺힌 부위를 푸는 것이었다. 그때 혜경궁께서 소생하지 못하였다면 정조와 같은 명군도 없었을 것이다.

『서양인 마사지 테크닉(Massage techniques)』란 독일 책을 보면 스웨덴의 스톡홀름에서 1913년부터 마사지 교육이 시작된 것으로 되어 있다. 우리나라에서 안마 교육이 시작된 것도 1913년이었다.

일제강점기에 소위 장애인에 대한 복지정책으로 시작된 것이다. 교재는 물론 교육 내용이 모두 일본식이었다. 해방이 되어 88 올림픽 전까지 안마에 대한 교재도 대부분 일본 것을 그대로 번역해 사용하였다. 그런데 미 군정하에 의료법이 서양식으로 개정됨에 따라 안마, 침, 뜸에 대한 교육을 받고도 자격증을 받지 못하게 되었다. 그러다가 국가의 재정도 차츰 좋아져 올림픽 같은 국제행사까지 치르게 되자 시각장애인들의 직업 교육에도 발전의 계기가 오게 되었다. 그러나 2020년 현재에도 시각장애인들의 직업교육은 안마 마사지 지압 기타 자극요법으로 일제강점기와 크게 달라진 것이 없다. 전기치료 등 서양의 물리치료 방식이 좀 추가되었으나 오히려 침술은 자격에서 배제되었고 우리의 전통적인 접촉 치료술은 전혀 소개되지 못하고 있다. 그래서 우리식의 수기술은 아주 없다고 여기고 있다. 그렇다고 우리가 이 방면에서 타국을 쫓아가지 못할 만큼 뒤떨어져 있다고 할 수도 없다. 이 수기 요법이 기록상으로는 우리나라가 불모지임에는 틀림없으나 의서가 없다 하여 손을 써서 치료하는 법이 전무했던 것은 아니다. 일찍부터 젓가락질로 손재주를 키워 세계 기능올림픽이 열리면 그 우수성을 증명하고 있지 않은가? 수기에 대한 기록이 없는 것 하나가 절대적인 약점이 되겠는가? 만병통치의 어머니, 약손을 잊지 않는 한 수기 요법에 대한 기원을 우리나라에서 찾기에도 결코 궁색함이 없으리라고 여겨진다.

제4장

현재 수기술의
종류와 그 특징

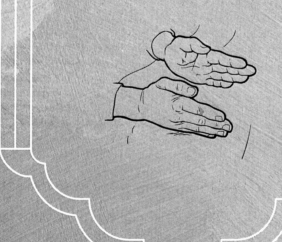

'펜실바니아주립대학의

게오프 가드비 교수는

포옹이 치료가 된다고 하였다.'

안마

인도의 바라문, 즉 승려들에 의하여 비롯되었다는 이 안마는 누를 안 자에 어루만질 마 자를 쓰는 용어이다. 쓸기, 주무르기, 누르기, 두드리기, 손재주 부리기, 운동시키기, 당기기 등 여덟 가지 수기를 사용한다. 얇은 옷 위에 머리 쪽에서부터 시작하여 심장에서 멀리 떨어진 곳을 향해 시행하는 종합 수기 요법이다. 여덟 가지 수기를 써서 안마를 하는 것으로 되어 있지만 주로 엄지로 주무르는 것 외에는 마감을 할 때 두드리기가 좀 시행될 뿐이다. 머리 가슴 배와 같은 곳에도 안마를 하게 되어 있지만 그 부위에 적응증이 생긴 경우에만 시행한다.

큰 근육을 따라 어깨 등 팔 허리 다리 순으로 주물러 내려가게 된다. 엄지로 주무르기는 한 자리에 손가락을 대면 세 번씩 돌리거나 눌러 비비고 손가락 한 마디, 즉 3~4cm 간격으로 옮겨가며 한다. 엄지로 주무르기는 주로 큰 근육을 따라 해 나간다. 그러나 지나치게 되면 매 맞은 것처럼 욱신거리고 경우에 따라서는 온몸에 미열이 나고 쑤시는 수가 있다. 이른바 안마 몸살이다. 가벼운 일 같지만 피로를 풀려다가 오히려 병을 앓게 되는 격이라 좋을 리가 없다. 그리고 발육기에 있는 사람이나 허약자에게는 삼가야 한다.

지압

일본에서 시작된 지압은 손가락 지에 누를 압 자를 써서 이루어진 용어이다. 손가락으로 누르는 수기다. 따라서 이것은 안마의 여덟 가지 수기 가운데 누르기를 응용한 것이다. 사람들에게 흔히 알려지기는 안마는 위안을 위한 것이고 지압은 치료를 위한 것이라고 되어 있다. 그러나 이것은 잘못된 인식이다. 안마가 퇴폐업으로 인식되자 애호가들이 안마를 받으면서도 지압을 받았다고 하던 데서 생긴 말 같다. 그렇지만 지압이라는 수기가 따로 독립하여서도 한 분야를 확고히 하고 있을 만큼 보급이 용이하였던 것은 비교적 단순한 기술로 효과를 누구나 실감할 수 있었기 때문이 아니었던가 싶다.

누르기에는 다섯 손가락뿐만 아니라 손바닥 주먹 팔꿈치 무릎 등 다양한 누르기가 있지만 안마와 같이 주로 엄지를 사용해야 한다. 누르는 부위와 그 부위의 상태 및 치료 목적에 따라 다소의 차이가 있지만 이것도 안마와 같이 3~4cm 내외의 간격으로 손을 옮겨가며 누른다. 한 점을 3초씩 3회 누르는 것을 기본으로 하고 있으나 이것 역시 꼭 격식의 구애를 받고 있는 것은 아니다. 누르기를 할 때에 소위 지압의 3원칙을 반드시 지키라는 것이 기본이지만 이것에서 벗어난다고 해서 아주 효과가 없는 것은 아니기 때문이다. 지압의 3원칙이란 힘을 수직이 되게 눌러야 한다는 것, 집중적으로 눌러야 한다는 것, 지속적으로 눌러야 한다는 것 등이다.

너무 격식을 강조하기 때문에 접근하기에 어려움을 가지게 되는 수가 있다. 그러나 정성을 기울이다 보면 자기 나름대로의 기술이

붙게 된다. 그렇다고 기본 격식을 무시하라는 말은 결코 아니다. 스스로 자기 몸에 지압을 해 보던가 남에게 받은 경험으로 개선점을 찾는 것도 중요하다. 지압 몸살은 안마 몸살보다 증세가 더 심할 수 있다.

마사지(massage)

마사지라는 말은 주무르다 라는 의미를 가진 그리스어를 어원으로 하는 프랑스 용어이다. 그러나 주무르기 한 가지로 수기가 되어 있는 것은 아니다. 쓸기 주무르기 세게 쓸기 누르기 떨기 두드리기 운동시키기 등 7가지 수기를 응용하는 것으로 되어 있다. 그러나 주로 손바닥을 사용하여 쓸기와 주무르기를 하는 것이다. 이것은 안마나 지압과 달리 몸의 중심. 즉 심장 쪽을 향해야 한다. 또 의복 위가 아니고 피부 위에 시행하게 되어 있다. 서양인들이 나체로 일광욕을 즐기고 있는 풍습에서 그렇게 되었다는 말이 있다. 동양인들보다 양성 체질인 자가 많아 엄지로 근육 깊숙이 주무르는 것보다 피부 겉면을 비벼주는 것을 더 좋아하기 때문이라는 말도 있다.

1913년 스웨덴의 스톡홀름에 최초로 마사지 교육을 시키는 곳이 생긴 뒤 유럽은 물론 전 세계로 보급이 되어 오늘날에는 그 종류만 해도 열 손가락이 모자랄 정도로 다양하게 발전되어 있다. 그 몇 가지 예를 들어보기로 한다.

우리가 보통 하는 마사지를 일반 마사지라고 하는데 이것을 목적에 따라 특징적인 수기를 가감해서 시행하는 가운데 보건 마사지, 스포츠 마사지, 산업 마사지, 결합직 마사지, 분절 마사지, 환절 마사지, 미용 마사지, 성감 마사지, 경락 마사지, 반응 부위 마사지 등으로 나눈다. 보건 마사지나 스포츠 마사지가 처음부터 따로 시작한 것이 아니었다. 통용되고 있는 마사지의 술식을 목적에 따라 여러 가지로 발전시켜 나가고 있는 것이다. 따라서 우리나라의 전통 스포츠마사지 역시 그 뿌리를 따로 찾을 필요가 없을 것 같다. 우리나라 전통 수기 요법을 알게 되면 스포츠마사지에 적용될 수 있으니까. 그리고 마사지의 종류를 더 살펴보면 이것을 어느 부위에 시행하느냐에 따라 안면 마사지, 복부 마사지, 심장 마사지, 유방 마사지, 발 마사지 등으로 나누고 마사지를 할 때 무슨 재료를 써서 하느냐에 따라 오일 마사지, 크림 마사지, 향료 마사지, 안티프라민 마사지 등이 있다.

기타

현재 수기술은 안마 지압 마사지가 주류를 이루고 있지만 여행이 자유로워지고 지역의 특성과 아울러 사람들의 증상에 따른 요구가 다양해져 여러 가지 방법이 시행되고 있다. 그들 가운데 대표적인 것을 묶어서 소개하기로 한다. 그런데 어떤 기술이라도 처음부터 완벽하게 이루어진 것은 없다. 기공이나 수기 요법도 마찬가지다. 선각자들이 개발해 놓은 호흡법이나 체조 같은 것이 일반인들의 건강에까지 활용되게 된 것이다. 수기술 역시 그 성과에 따라한 가지 두 가지 치료법을 익히고 응용하며 수많은 시행착오를 겪은 뒤 오늘날과 같이 발전한 것이 아니겠는가? 그리고 현대적인 의학이 발달함에 따라 과학적인 바탕 위에서 손기술을 응용하게 된 것은 너무나 자연스러운 일이라 하겠다. 골격 교정, 반사신경 자극 치료, 응결점 풀기 같은 것이 그 예이다. 이런 것들은 풍토와 관습에 따라서도 여러 가지 형태로 발전하기도 하였다.

1) 추나

중국과 국교가 열린 후 최근 우리나라에 들어와 새바람을 타고 있다는 중국식 안마이다. 추나란 말은 밀 추 자에 당길 나 자를 쓰는 말이다. 즉 밀고 당기면서 하는 수기술이다. 주로 쓰이는 손기술은 8가지인데 쓸고 문지르고 주무르고 누르고 두드리는 방법을 사용하고 있다.

2) 골격의 이상 교정

1874년 미국 의사에 의하여 창안된 것으로 알려진 것인데 뼈의 이상을 바로잡아 병을 치료한다. 수기술로 역시 쓸기 주무르기 누르기가 주로 사용된다.

3) 척주 교정

1896년 미국의 팔머가 창안한 것으로 그 어원은 손기술이라는 뜻이다. 즉 카이로프라틱은 수기술이라는 말이다. 주로 척주 교정술로 통하고 있다. 쓸고 주무르고 누르는 수기가 사용되며 교정을 위하여 순간적인 충격을 가하기도 한다.

4) 척수 반사 요법

1910년 미국의 에브라함이 창안한 것으로 어원은 척수치료라는 의미를 가지고 있다. 즉 척수 주위의 반사 자극의 효과를 응용한 치료법이다. 중추신경에 자극을 주기 위하여 주로 누르기와 두드리기 그리고 떨기의 수기를 사용하는데 그 흥분 정도를 조절하기 위하여 숙련된 기술을 요하고 있다.

5) 연관 반응점 자극법

우리나라에서 손의 반응점을 자극하여 병을 치료하는 수지침이 창안되었다. 또 발의 반응점을 풀어주는 발 마사지가 성행하고 있다. 유럽이나 인근 국가에서 이와 비슷한 방법으로 연관 반응점을 자극하여 치료하는 방법이 다양하게 개발되었는데 주로 쓸거나 비비기 주무르기 누르기 두드리기를 사용하고 있다.

6) 응결 조직 풀어주기

근육의 응결 및 관절의 응축을 풀어주어 신체 기능을 원활하게 회복시켜 주려는 치료 방법이다. 초음파 치료와 같은 것을 사용하기도 하지만 쓸고 주무르고 누르고 운동을 시키는 등 다양한 방법을 써서 치료하고 있다.

우리나라의 전통적인 수기술

앞에서 언급한 바와 같이 우리나라에는 수기 요법에 대한 기록이 발견되지 않고 있다. 그렇다고 수기술이 없었을 리는 만무한 일이다. 어려서 어머니가 배를 쓸어주시던 일도 그렇다. 체기가 있을 때에 위경의 경로를 쓸어내리거나 등의 관련 경혈을 두드리던 일은 요즘과 같이 의술이 발달되어서도 흔히 하는 일이 아닌가? 또 맨손으로 체를 뚫어주는 직업을 가졌던 사람도 있었다. 이른바 체내기이다. 또 우리는 가정에서 피로하거나 신경통이 올 때면 환부를 밟게 하거나 두드리고 주무르기를 하는 것도 일상적인 일이었다.

그런데 이런 것들보다 매우 중요한 몇 가지 실례로서 조상들의 예지를 깨닫게 하는 대목이 있다. 60년대 전만 하여도 서울 구경시키기, 고추 만져보기, 새신랑 달기 등이 그 대표적인 예였다. 어릴 때에 이런 경험을 안 하고 자란 사람은 거의 없었다. 그리고 신혼 때에 발바닥을 때리는 것은 통과의례의 하나였다. 이것들은 주로 경락의 경로대로 시행되었다. 요즘은 이러한 미풍들을 미개인의 폐습처럼 알고 상기하기를 꺼리지만 한번 되새겨 볼 일이다. 깊이 생각해 보면 거기에서 새로운 사실을 발견하게 될 것이다. 우리나라 여성들은 짐을 머리에 이고 다녔다. 어떤 때는 30~40kg이나 되는 쌀 반 가마를 이고 몇 리씩 다녔다. 발육 중인 미성년 때부터도 물동이 같은 것을 머리 위에 얹고 다녀야 했다. 얼마나 위험한 일인가! 그러나 그때는 목디스크가 없었다. 그뿐만 아니라 거기에 해당되는 병명도 지금까지 전해지지 않고 있다. 목디스크 환자가 생기는 것은 아무것도 머리에 이지 않는 지금이 아닌가. 그런데 당시 풍습 가운데 목을 당겨주는 〈서울 구경시키기〉란 장난이 있었다. 양손으로 턱과 귀를 감싸 잡고 위로 추켜올리는 장난이었다. 위험한 장난임에는 분명하지만 두 귀를 잡아 당겨 올리는 놀이는 분명히 서울 구경을 시킨다는 목적보다 다른 의미가 내재되어 있었음을 발견하게 된다. 또 고추 만져보기 풍습을 생각해 보자. 아직 밑을 가리지 못해 터진 바지를 입고 다니는 어린아이에게 행하던 일이다. 느슨하게 쥔 주먹으로 항문과 음낭 사이인 회음부에서 어린 것의 성기를 아랫배 중앙선 쪽으로 쓸어올려 주었다. 임맥경의 경로였다. 김장을 할 때 왜 고추와 파 마늘을 양념으로 넣어야 하는지 그냥 전통대로 해 먹던 것과 같이 그에 대한 이유를 묻지 않았다. 무슨 이유에서 어떤 식으로 그렇게 해야 한다는 이유가 없었다. "야 그놈 고추 참 잘 생겼다."란 덕담도 곁들이고 있었다. 피부 자극과 함께 기를 소통시킴과 동시에 언어로서도 희망을 암시해 주었던 것이다. 불알 따먹기라고 해서 훑거나 당기는 일은 절대 없었다. 손이 스칠 때는 그냥 입맛만 다셨다. 손이 귀한 집 자식일수록 이런 일은 더 자주 이루어졌다. 의문이 가는 일이었다. 그래서 질문을 하니 숙기를 길러주기 위한 것이라고 했다. 어리지만 이것을 자극하여 성기의 발달에 영향을 주었을 것은 분명한 사실이다. 적어도 덕담처럼 숙기를 돋아주어 발기부전의 음위증을 예방하려는 목적이 있을 수도 있다. 이 고추 따먹기와 불알 따먹기를 할 때 그 부모들까지 모두 흡족한 얼굴에 미소를 흘리는 장면은 더욱 기억할 만하였다. 특히 남녀칠세부동석인 시대에는 이러한 자극이 더 필요했을지 모른다. 처가에 초행한 신랑을 거꾸로 매달고 발바닥을 치던 통과의례 역시 용천이란 경혈을 자극하여 신기를 돋구기 위한 지혜였다는 사실을 우리는 모르고 있지 않았는가? 우리의 신장에서는 남성 호르몬(Androgen)이 분비되고 있지 않은가?

이러한 사실을 살펴볼 때 우리의 수기 요법은 단편적인 치료에 그치지 않고 출생에서부터 시작하여 성장과 생활을 염두에 두었다는 생각을 하게 된다. 그리고 질병의 예방과 치료에까지 생각이 미쳤던 것으로 여기게 된다. 귀, 손, 발에는 많은 경혈이 분포되어 있다고 하였다. 이것을 잡아당기고 비비고 두드려주는 일은 기치료의 선봉이 아니었을까? 이들 전통적인 접촉술을 살피면 공통 분모와 같은 것이 있었다. 그것은 기를 소통시키고 돋우어주는 일이었다. 그리고 그 기라는 말 속에는 신기, 혈기, 원기, 정기, 심기 등도 의미하는 것이었다.

사막의 이스라엘 사람들이 성병 예방과 건강한 종족 보존을 위하여 종교 의식 가운데 할례라는 것을 시행하였다면 금욕을 미덕으로 여기는 불교와 유교 사상에서는 우리 나름대로 무슨 방책이 필요했었을 것이다. 비록 본인의 주장이 사견이기는 하지만 절대로 근거 없는 것이라고 할 수는 없을 것이다. 특히 성병은 자신의 건강뿐 아니라 종족 보존에도 지장을 주는 것이다. 이 예방책으로 깨인 머리를 가진 유대인들은 그것을 방지하기 위해 극단의 대책을 세운 것은 아닌지?

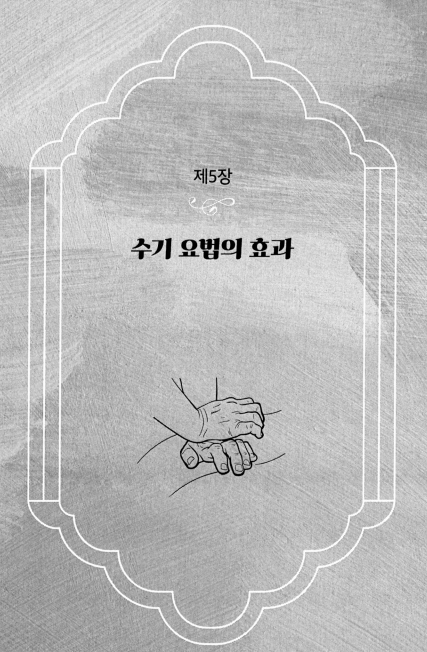

제5장

수기 요법의 효과

'위스콘신대학의
하로 교수는 접촉은
정신치료 효과까지
있다고 하였다.'

18세기부터 인체에 대한 해부 병리학이 실험적인 기반 위에 발전해 나가고 생리 현상도 수치로 측정해 나갈 수 있게 되었다. 영국의 헨리 헤드(Henry Head)는 인체의 내부에 이상이 생기면 체표에 반응점이 나타난다고 하였다. 그리고 그 반응점을 풀어주면 내부의 질병이 치료가 된다고 하였다. 그 반응점을 푸는 것은 약물과 침이나 뜸만이 아니었다. 손으로 풀어주어도 효과가 있었다. 따라서 수기 요법에 대한 효과에 대해서도 의학적인 증명을 보게 되었다. 그동안 침에 대해서도 과학적인 증거를 찾지 못하여 그 효과에 대한 논란이 많았다. 오노데라라는 사람도 이 반응점에 대해 연구를 하였다. 그런데 체표의 압통점이 경혈과 거의 일치하였다. 수기 요법으로도 전신의 신진대사를 촉진시켜 혈액순환을 원활하게 하고 노폐물의 분비를 용이하게 해 준다. 국소 치료 효과로는 누구나 느낄 수 있는 것이 신경의 흥분과 진정 작용이다. 머리나 팔에 통증이 생기거나 마비가 있을 때 손으로 누르거나 주물러주면 진통이 되고 감각이 살아나는 것도 실감할 수 있는 일이다. 소화가 안 될 때도 등을 두드리거나 배를 만져주면 체기가 뚫릴 때가 많다. 유방에 염증이 있을 때도 항생제 치료보다 마사지가 더 효과적일 때도 있다. 현재는 수기 요법의 효과를 과학적인 수치로 나타낼 수 있는 것도 더 많아지고 있다.

실험에 의하면 개를 쓰다듬어주는 것만으로 고혈압 환자의 혈압이 내려가는 것이 측정되었다. 피부 접촉에 의하여 질병에 대한 저항력을 가지게 하는 항체 수가 늘고 내분비 호르몬의 분비가 촉진되는 것도 수치로 알 수 있게 되었다. 여러 가지 전신 증상에도 좋은 결과가 나타나는 것도 증명되고 있다. 질병을 치료하여 효과를 보는 사례들도 헤아릴 수 없이 많다. 급체와 만성적인 소화불량증 등 소화기 질환, 감기나 만성기관지염 등 호흡기 질환, 신장염이나 전신부종 등 비뇨기질환, 동맥경화나 혈압 이상 등 순환기 질환, 각종 신경통이나 근육 관절 이상 등 신경계와 근육 및 관절 질환, 남녀 생식기 질환 그리고 원인을 알 수 없이 몸 이곳저곳이 아픈 병과 소아와 성인병에도 좋은 효과를 보고 있다. 요즘은 종합병원에 설치된 재활의학과에서 이 수기 요법을 많이 시행하고 있다. 깁스에 의하여 굳어진 관절을 회복시키고 마비로 인해 장기간 와병 중인 환자에게 근육의 위축이나 욕창의 예방을 위해서 수기 요법이 필수적이다.

그런데 수기 요법의 효과는 수치로서 측정할 수 있는 것보다 더 중요한 현상을 보게 된다. 안마나 마사지를 받으면 소·대변이 수월해지며 식욕이 좋아지고 편하게 깊은 잠에 들 수 있으며 피로의 빠른 회복을 보게 된다. 그것도 아주 자연스러운 느낌으로… 기의 조절을 우선으로 하는 전통 의학에서도 수기 요법을 한층 차원을 높여 치료 방법으로 응용하고 있다. 기라 하면 그 실체에 대하여 이론이 많은 것이 사실이다. 양의들은 사람의 속까지 살필 수 있는 진단에 고단위 항생제를 사용하면서도 고치지 못하는 병이 많음을 알게 되었다. 이에 가장 과학적인 줄 알았던 서양 의학에 대해 한계를 느끼게 되었다. 그리고 기에 의한 치료를 비과학적인 것으로 여기던 동양 의학의 눈을 돌리게 되었다. 생체에 기가 통한다는 것을 증명하기 위해 실험을 하였다. 고구마나 감자 등 살아있는

열매에 전선을 이어 전등을 켜 보면 불이 들어오는 것을 볼 수 있다. 따라서 사람에게도 생체 전기가 통하는 것은 분명하다. 그러면 이 생체 전기가 모두인가? 기에 대해 말할 때 전기, 자기, 공기 등이 여기에 속한다고 한다. 관련하여 우리나라 사람들은 천기 지기 양기, 음기, 온기, 냉기, 원기 혈기, 진기, 정기, 곡기, 생기, 영기, 신기, 감기, 체기… 기로 생각하는 것이 참으로 많다. 인체에 영향력을 끼치는 것을 모두 기로 여기는 것은 아닌지? 그런데 저항력에 이상이 생기면 병이 생긴다는 것처럼 이 기가 넘치거나 부족하게 되면 병이 생긴다는 것이다. 서양 의학에서 창자는 소화에만 관여한다고 보았었다. 그러나 지금은 제2의 뇌라고 이르고 있다. 내장에 기식하는 세균들이 생기에 뿐 아니라 신경에까지 관계가 있었던가? 이 기가 운행하는 길과 출입점이 전신에 퍼져있는데 그것을 조절하여 병을 치료하고 건강을 증진시킨다는 것이 이른바 경락 요법이다. 수기 요법의 효과를 너무 과장해서 설명하는 것 같지만 현대의학 이전에는 우리의 건강을 손에 의해 지켜온 것은 사실이 아닌가? 이 기의 조절에 약이나 침 뜸 외에 수기가 효과가 있다는 것도 신기하다. 안마나 마사지를 받으면 영양제 주사나 보약을 썼을 때처럼 몸이 가볍고 활력이 생긴다고도 한다. 또 우리가 전통적으로 실행하던 쓰다듬기 두드리기가 대개 경락의 경로를 따라 이루어지고 있었다는 것도 짚어 보아야 할 일이다. 약물과 수술 등 눈부시게 발전해 나가고 있는 현대의학에도 부작용은 면할 수 없다고 한다. 그런데 누구나 자기 스스로 언제 어디에서 시행할 수 있는 수기 요법의 효과에는 부작용이 없다. 이것은 자기가 마음대로 관리할 수 있는 것이니까.

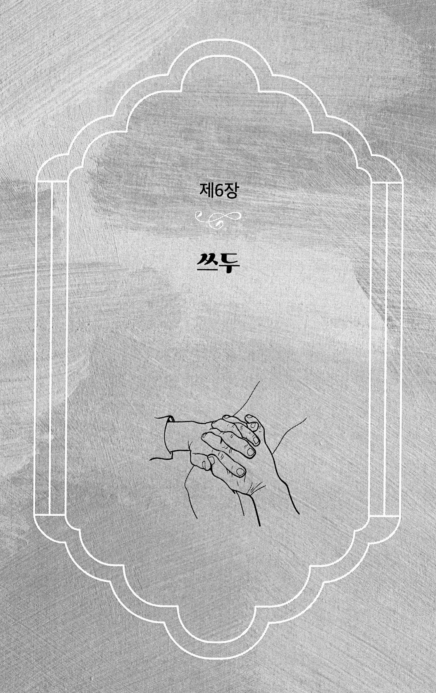

제6장

쓰두

'기가 통하면 시원해지니

어머니 손은 약손.

우리 왕자님의 배는 꾀 배.'

쓰두란

안마나 지압 마사지와 종합병원 재활치료실에서 응용되는 운동 요법의 손 쓰임새를 보면 쓸기 주무르기 누르기 구부리기 펴기 두드리기 등 여섯 가지다. 그런데 이 수기의 교육 교재가 타국에서 도입된 것이라 모두 외국어로 되어 있다. 영어와 프랑스 용어도 어렵지만 한문 용어도 어렵다. 한문 용어만 다시 보면 쓸기는 안무법, 주무르기는 유연법, 누르기는 압박법, 구부리고 펴기는 굴신법, 들어올리기는 거상법, 안으로 돌리기는 내선법, 밖으로 돌리기는 외선법, 돌려주기는 회전법, 운동시키기는 운동법, 두드리기는 타법, 손재주 부리기는 곡수법, 당기기는 견인법, 떨기는 진전법, 세게 쓸기는 강찰법 등등이다. 이 수기들을 대별하면 쓸기 주무르기 누르기 구부리기 펴기 두드리기 등 여섯 가지다. 굽히고 펴는 동작에서 시작하는 운동법을 분류하면 전굴법, 후굴법, 굴신법, 거상법, 내선법, 외선법, 회전법 등이다. 손재주 부리기의 곡수법도 여러 가지로 분류된다. 용어도 어렵고 분류도 복잡하다. 이 수기를 쉽게 분류하면 쓰다듬고 주무르고 누르고 굽히고 펴며 두드리는 여섯 가지로 정리된다. 그 여섯 가지 수기의 첫 자만 따면 '쓰주누구펴두'가 된다. 이 쓰주누구펴두 여섯 자에서 그 첫 자와 마지막 자를 따면 쓰두라는 낱말이 된다. 이것은 우리나라 사람들이 전통적으로 시행하던 쓰다듬고 두드리던 수기술과도 일치되는 용어이다. 누구에게나 편이하도록 하기 위함이다. 처음 쓰게 되는 말이라 귀에 설고 어색하지만 여기에 담긴 내용을 생각하면 이해가 쉬워질 것이다. 또 전통 수기 요법을 찾는데 우리의 고유어를 버리고 외국어를 쓰는 것도 어울리는 일은 아니라고 생각되었다.

비록 출발이 늦은 반면 선인들의 자취를 살피며 그 장단점을 취사선택할 수 있는 여유는 가지게 되었다. 따라서 동서양의 장점을 통합하는 것이라는 의미에서 쓰두에 통일 건강 접촉술이라는 부제를 붙일 수도 있겠다.

쓰두 수기의 종류와 술식

수기 요법에 있어서 손은 중요하다. 그것은 귀중한 치료제이며 치료 기구이기 때문이다. 따라서 치료하는 손은 약품처럼 정제되어 있어야 하며 어느 치료 기구보다 청결하고 안전하며 좋은 것이라야 한다.

1) 쓸기

이것은 주로 기의 순행을 위해 몸을 쓰다듬고 비비고 문지르고 긁는 것인데 시행하는 손의 부위와 방식에 따라 여러 가지가 있다. 몸에 하므로 피부, 근육, 혈관, 신경과 골격까지도 영향에 포함이 된다. 대개 수기 요법을 시작할 때 예비적인 것으로 하거나 모든 수기를 끝내고 마칠 때 활용한다.

(1) 손바닥으로 쓸기

쓸기 하면 손바닥을 연상할 수 있다. 대개 등과 가슴 배와 팔다리같이 넓고 긴 부위를 손바닥으로 시원하게 쓸어주는 것이다. 경우에 따라 손바닥의 뿌리 쪽이나 엄지 쪽 혹은 새끼손가락 쪽에 각각 힘을 더 가하여 쓸 수도 있다. 그러나 일반적으로 손바닥을 넓게 벌리고 2초 내외의 시간에 1m 내외의 길이를 쓴다.

(2) 엄지 바닥으로 쓸기

손가락이나 발가락 혹은 손바닥이나 발바닥 등 비교적 좁고 단단한 곳을 쓸 때에는 엄지의 바닥 면으로 쓸게 된다.

(3) 두 손가락으로 쓸기

엄지나 검지 혹은 엄지나 중지 사이에 손가락이나 발가락을 끼고 쓰는 것이다.

(4) 네 손가락으로 쓸기

엄지를 제외한 네 손가락으로 얼굴이나 목의 앞부분을 쓰는 것이다.

(5) 주먹으로 쓸기

주먹으로 손바닥이나 발바닥 혹은 정강이처럼 피부나 근육이 두꺼운 곳을 쓰는 것이다.

(6) 손가락 끝으로 쓸기

손가락 끝으로 긁거나 밀 듯이 하는 것인데 주로 머리나 얼굴 같은 곳을 쓸어 줄 때 사용한다.

(7) 세게 쓸기

엄지 검지 중지 혹은 주먹으로 힘을 가하여 세게 쓰는 것인데 주로 두터운 조직이나 관절에 사용한다.

(8) 손 굴리며 쓸기

가볍게 주먹을 쥔 다음 손끝을 치료할 부위에 대고 엄지를 제외한 네 손가락 마디들을 동시에 굽혔다 폈다 하며 수레바퀴가 구를 때처럼 주먹을 놀려 쓸고 비비며 오르락내리락하는 것이다. 주로 등이나 허리에 시행하는데 양손을 써서 할 때가 많다.

(9) 손끝으로 퉁기며 쓸기

엄지 혹은 네 손가락 끝으로 끝마디를 대고 좀 세게 누르는 동시에 꺾듯이 하며 마치 가재나 새우가 물을 퉁기며 앞으로 나가듯 문지르고 지나가는 것이다. 엄지로는 뒷목에 대고 하거나 척추 양측에 하고 네 손가락으로 반듯이 누운 사람의 허리 밑에다 양손을 넣어 좌우 편에서 동시에 하면 내장에도 자극이 전달되어 시원하게 된다.

(10) 손칼로 쓸기

손바닥을 곧게 편 뒤 새끼손가락 쪽을 손칼로 여기고 이것을 목적하는 부위에 댄 다음 지긋이 누르면서 손바닥을 앞뒤로 제치며 나갔다 들어왔다 하는 것이다. 이것은 쓸기 비비기 문지르기가 합쳐진 수기인데 등과 허리 같은 부위에 한 손이나 양손으로 하든가 교대로 한다.

(11) 팔꿈치로 쓸기

강하게 쓸 필요가 있을 때 팔꿈치로 한다. 주로 척추 양측에 한다.

(12) 무릎으로 쓸기

치료받을 사람을 앉히고 척추를 펴게 한 다음 치료하는 사람이 등 뒤에서 양어깨를 잡고 무릎으로 피술자의 척추를 아래위로 쓸어주는 것이다.

수기 요법에서 쓸기의 대표적인 것은 이상과 같이 12가지를 말할 수 있다. 그러나 언제 쓸어주느냐에 따라 시작 쓸기 마감 쓸기, 어떻게 쓰느냐에 따라 가볍게 쓸기 힘주어 쓸기, 어디를 쓰느냐에 따라 피부 쓸기 장기 쓸기 등으로 이름을 붙여 그 종류를 나누기도 한다. 그리고 수건이나 솔 혹은 효자손 같은 것을 이용하여 쓸거나 문지르거나 긁을 수도 있으며 그 밖의 방법도 모색해 볼 수 있다.

2) 주무르기

주무르기는 근육이나 인대 그리고 혈관 혹은 신경과 장기를 주 대상으로 하고 있다. 꼬집기 움켜잡기 비틀기 밀고 당기기 후비기 반죽하기 식의 다양한 기술이 응용된다. 경락과 근육 그리고 혈관과 신경 경로를 따라 시행하는데 그 종류는 다음과 같다.

(1) 엄지로 주무르기
엄지로 근육이나 신경 및 혈관의 경로를 따라 주무르는 것이다. 주로 안마에서 많이 사용하며 척추 기립근이나 어깨, 팔, 다리 등의 큰 근육에 응용한다.

(2) 두 손가락 주무르기
엄지나 검지 혹은 다른 두 손가락으로 주무르거나 꼬집듯이 하는 것인데 주로 목줄 옆의 힘줄인 흉쇄유돌근이나 종아리 아래 힘줄인 아킬레스건 혹은 손가락이나 발가락을 사이에 넣고 주무를 때 쓰인다.

(3) 네 손가락으로 주무르기
엄지를 뺀 나머지 손가락을 써서 주무르는 것이다. 주로 연한 부위인 얼굴 옆구리 같은 곳에 사용한다.

(4) 손바닥으로 주무르기
한 손 혹은 양손의 바닥을 각각 따로 하거나 모으거나 포개어주무르는 것인데 근육이 크고 평평한 등과 엉덩이 같은 곳에 쓰인다. 손바닥 쓸기나 주무르기는 손바닥 뿌리 쪽 엄지 쪽 혹은 새끼손가락 쪽 등 부위별로 중심을 바꾸며 할 수도 있다.

(5) 움켜잡고 주무르기

악수할 때나 밀가루를 반죽할 때처럼 큰 근육을 움켜잡고 주무르는 것이다. 어깨 위의 승모근이나 겨드랑의 앞 대흉근이나, 뒤의 광배근 그리고 팔다리에도 사용한다.

(6) 비비며 주무르기

송곳을 비비거나 새끼를 꼴 때처럼 양손가락이나 양손바닥 사이에 환부를 넣고 주물러 올라가고 내려가는 데 사용한다.

(7) 노 젓듯 주무르기

손바닥의 뿌리와 손끝 사이 혹은 엄지와 검지를 벌린 사이에 근육을 끼고 주무르는 것이다. 주로 복부를 주무를 때에 노를 젓듯이 시행한다.

(8) 톱질하듯 주무르기

노 젓기 주무르기 때와 비슷한 방법이나 한 손 혹은 두 손을 겹쳐 할 때와 달리 양손을 길항적으로 밀고 당기며 하는 것이다. 이것도 주로 복부에 사용한다.

(9) 팔꿈치로 주무르기

보다 깊고 힘 있게 주무르기 위하여 팔꿈치를 써서 주무르는 것이다. 주로 엉덩이와 허리 관절 주위나 척추 양측에 사용한다.

(10) 무릎으로 주무르기

보다 힘이 광범위하게 주어지고 은근한 자극을 주기 위하여 무릎으로 주무르는 것이다. 주로 등과 허리에 사용한다.

(11) 물잔 주무르기

손바닥을 물잔처럼 오므려 양손을 따로 하거나 겹쳐서 주무르는 것이다. 넓고 부드럽게 등이나 허리 다리 가슴을 주무를 때 사용한다.

(12) 손등으로 주무르기

스님들이 합장할 때처럼 양손을 붙이거나 엇기어 잡은 뒤 그 한쪽 손등을 환부에 대고 넓고 부드럽게 주무르는 것이다. 주로 배와 등에 사용한다.

주무르기도 언제 주무르냐에 따라 예비 유연, 어떻게 주무르느냐에 따라 옥와상 유연, 어디를 주무르느냐에 따라 복부 유연 등 여러 가지 종류로 나눌 수 있다. 주무르는 것은 각자 기량에 따라 손기술을 발전시켜 가도록 한다. 그러나 그 기본은 피술자를 시원하게 만들어 치료 효과를 높여 나가는 것이다. 경우에 따라서 쥐어짜듯 하거나 으깨듯 강도를 높여 주무를 수도 있는데 이때에도 쾌통감을 느낄 정도 이상의 무리한 시술은 피하는 것이 좋다.

3) 누르기

엄지의 끝이나 바닥 그리고 주먹이나 팔꿈치 등 비교적 뭉툭한 부위의 끝으로 몸의 겉면을 누르는 것이다.

(1) 엄지로 누르기
엄지의 끝이나 바닥으로 몸의 겉면을 누르는 것이다. 어디에나 응용할 수 있으나 연약한 조직에는 삼가야 한다.

(2) 네 손가락 머리로 누르기
얼굴 가슴과 같이 부드러운 조직에 엄지를 뺀 네 손가락 머리로 누른다.

(3) 손바닥으로 누르기
손바닥 하나를 따로 하거나 양손을 겹쳐 누른다. 혹은 양손을 나란히 잇대어 병풍처럼 넓게 펼쳐 누르는 것이다. 또 두 손을 합장하거나 손에 손을 포개어 얹은 채 누르기도 한다. 가슴이나 등처럼 평평한 부위에 사용한다.

(4) 팔꿈치로 누르기
팔꿈치로 보다 깊고 넓게 힘을 주어 누르고 또 떠는 것이다. 주로 허리와 엉덩이에 사용한다.

(5) 조르며 누르기

치료할 부위를 한 움큼으로 잡거나 양손으로 감싸 쥐고 조르듯이 누르며 또 떨어주는 것이다. 주로 팔다리와 어깨 같은 데 시행한다.

(6) 주먹으로 누르기

주먹으로 힘을 주어 누르는 것이다. 한쪽 주먹의 새끼손가락 측을 환부에 무게를 주어 댄 다음 다른 주먹의 튀어나온 손가락 마디로 재빨리 훑기를 반복하는 것이다. 또 누르며 떨리게 하기도 한다. 주로 머리에 사용한다.

(7) 발로 누르기

발바닥이나 발뒤축으로 체중을 실어 누르는 것이다. 주로 등과 허리 엉덩이에 사용한다. 그러나 절대로 무리하게 밟아서는 안 된다.

(8) 교대로 누르기

양 엄지나 양손 혹은 양 팔꿈치나 양발로 한쪽을 누르면 다른쪽을 떼고 쉬게 하는 식으로 하는 것이다. 이것은 부위에 따라 선택하여 사용할 수 있다.

(9) 떨기

환부에 손가락 끝이나 주먹 혹은 주두를 대고 눌렀다 떼기를 빠르게 반복해 주는 것이다. 안마나 지압 그리고 마사지에서는 누르기와 떨기를 따로 다루고 있다. 그러나 본인의 경험이나 노련한 수기 요법사에 의하면 이 두 가지를 따로따로 사용하기보다 섞어 시행함으로써 효과를 더하고 있었다. 그리하여 떨기를 누르기와 함께 보기로 하였다. 그러나 누르기가 진정 작용이 있는 반면 떨기는 흥분 작용이 있으므로 상황을 분별해 가며 시행해야 할 것이다. 이것은 환부를 지긋이 누르며 떨든가 꽉 잡고 흔들면서 시행한다. 주로 큰 근육과 관절 혹은 내장이 근접한 부위에 시행한다.

(10) 깨물기

손가락 같은 부위를 지그시 깨무는 것이다. 머리나 눈과 귀 같은 부위에 통증이 생겨 손으로 풀었으나 효과가 나타나지 않을 때 대응점에 보다 강한 자극이 필요할 때 사용한다.

4) 구부리기

모든 운동은 근육의 수축과 이완 그리고 협력으로 이루어진다. 구부리기 즉 굽히기는 관절 굴근의 수축으로 일어나는 운동의 한 동작이다. 그러나 관절에 이상이 있으면 첫째로 굴신에 지장을 준다. 구부리고 펴기가 충분히 이루어져야 돌리기도 할 수 있다. 따라서 치료를 위해서도 굽히기와 펴기가 우선이므로 이 두 가지를 중점으로 취급하였다. 관절의 굴신이나 회전 같은 운동은 주로 자력으로 이루어진다. 그러나 치료를 요할 때는 타력이나 협력에 의해 굴신이 시작된다. 따라서 술자의 술식은 주로 타동 운동으로 진행되므로 굽히기와 펴기가 기초가 된다.

(1) 손가락으로 굽히기

엄지나 검지 혹은 다른 손가락을 써서 목적하는 부위를 굽히는 것이다. 귀나 코 손가락이나 발가락을 굽혀줄 때 사용한다.

(2) 양손으로 굽히기

한 손으로는 목적하는 관절의 상부를, 다른 손으로는 그 하부를 잡고 굽히거나 돌리는 것이다. 경우에 따라 관절에서 우두둑 소리가 날 때까지 꺾기도 한다. 이때에는 목적 부위를 한쪽 손으로 안전하게 고정시킨 다음 다른 손으로 안정감 있게 비틀거나 꺾기를 시행한다. 관절의 가동 범위를 충분히 알고 난 다음 해야 하며 굽히는 힘이 관절 중심 밖으로 쏠리거나 무리가 가도록 해서는 안된다. 이것은 목이나 척추, 팔, 다리 등에 사용한다.

(3) 손과 다리를 써 굽히기

양손만 가지고 굽히거나 돌려주기에 힘이 부족할 때 두 발과 두 손의 힘을 함께 써서 조심스럽게 굽히게 된다. 주로 척주 교정이나 큰 관절 운동 때 쓰인다.

(4) 기타 굽히기

손과 발 혹은 무릎이나 양다리 및 몸 전체를 써서 목적하는 부위를 굽히거나 돌려주는 것이다. 척주 교정이나 큰 관절에 쓰인다.

이 굽히거나 꺾기는 세심한 주의가 필요하다. 찜질이나 예비 운동 및 주무르기로 근육과 인대를 충분히 풀어준 다음 해야 한다. 당기기 흔들기 같은 것도 있으나 이것은 굽히기와 펴기가 원활하게 된 뒤 시행하게 된다. 그리고 근육이 수축과 신전에 이어지는 동작이므로 다른 수기를 할 때 응용해서 하는 것으로 한다.

5) 펴기

펴는 것도 운동의 연속 동작이다. 그런데 운동이 이루어지려면 굽히기와 펴기가 제일 기초이다. 이 바탕 위에서 벌리기나 들어올리기 같은 동작으로 발전해 나갈 수 있는 것이다.

(1) 두 손가락으로 펴기
엄지와 검지 혹은 다른 두 손가락으로 귀나 콧살을 잡아 펴거나 당겨 세우는 것이다. 손가락이나 발가락을 펴고 당길 때에도 쓰인다.

(2) 양손으로 펴기
굽힐 때처럼 한 손으로 환부를 고정하고 다른 한 손으로 펴든가, 양손으로 한꺼번에 목적하는 부위를 잡아 펴거나 당기는 것이다. 목이나 어깨 팔다리에 사용한다.

(3) 손과 발로 펴며 당기기
발로 환부를 고정하고 손으로 목적이 달성되도록 펴거나 밀어내는 것이다. 척추나 큰 관절의 교정에 쓰인다.

(4) 기타의 펴기

가슴이나 어깨 그리고 양 무릎 등 온몸을 써서 목적하는 부위를 펴거나 당겨주는 것이다. 척주 교정이나 큰 관절의 가동운동 및 좌골신경의 신전법 같은데 쓰인다.

(5) 당기고 떨고 돌리기

위축된 근육이나 관절을 펴고 그 가동 범위를 정상화시키기 위하여 양 손가락이나 양손 혹은 양발까지 협력하여 시행한다. 한쪽으로는 환부를 고정하고 나머지 한쪽으로는 오그라든 부위를 당기어 펴며 운동시키는 것이다. 근력이 약할 때는 굴신 운동만 시킨다. 관절의 석회화나 신경마비 시에는 굴신 운동이 자유로울 정도로 힘이 생겨야 다음 동작으로 이어갈 수 있다. 근력이 정상 상태에 이르면 관절의 가동 범위에 따라 당기기와 떨기 그리고 돌리기를 시행한다.

참고 사항

굽히고 펴기 즉 운동에 있어 근력의 측정이 중요하다. 근력측정기가 있지만 실습에 의해서도 그 정도를 측정할 방법이 있어 여기에 소개하기로 한다.

근력은 완전 무력중인 0의 단계에서부터 시작하여 정상적인 상태까지 6단계로 구분한다. 이 6단계를 무력(jero), 미세(trace), 빈약(poor), 공정(fair), 양호(good), 정상(normal)으로 단다. 이것을 다시 세분하여 마이너스 상태, 제로 상태, 플러스 상태로 각각 3단계씩 세분해 18가지로 나누기도 한다. 그 6단계의 내용은 다음과 같다.

1. 근육에 힘이 전혀 주어지지 않는 무력한 때다.
2. 근육에 힘이 미세하게나마 주어지는 상태다.
3. 자체의 무게 즉 팔이나 다리를 평면에 받쳐주면 관절을 스스로 운동시킬 수 있는 빈곤한 상태이다.
4. 자력으로 자체의 무게를 겨우 들어 올릴 수 있는 상태다.
5. 정상상태보다 조금 힘이 미치지 못하는 양호한 상태이다.
6. 정상적으로 되었을 때를 말한다.

운동은 자력으로 해야 하지만 신경마비 시와 같이 그것이 어려울 때는 도움을 주어야 한다. 남의 힘 즉 치료사의 도움을 받아서 하는 운동을 타동 운동이라고 한다. 신경마비 환자는 차츰 힘이 생기는 데 따라 타동 운동을 자동 운동으로 해 나간다. 그리고 호전됨에 따라 저항을 주어 근력을 키우기도 한다. 이것을 저항 운동이라고 한다. 교통사고 같은 것으로 신경이 마비되었을 때는 6단계를 거쳐 정상 상태에 이르기 위해 참으로 피나는 노력이 필요하다. 아무리 근육이 좋아도 신경 기능이 돌아오지 않으면 작용을 못 한다. 근력은 운동신경이 회복되는 데 달렸다. 운동선수들이 시합에서 정신력으로 승리했다는 말이 실감 나는 것이다.

6) 두드리기

수기술에서 두드리기가 주류는 아니다. 그러나 안마하면 경쾌하게 장단을 맞추어 잘 두드리는 것을 연상할 만큼 인식되어 있다. 전통 접촉술에서도 두드리기를 빼놓을 수 없다. 보통 수기를 다 끝낸 뒤에 마감으로 잘 쓰인다.

(1) 주먹으로 두드리기

주먹의 새끼손가락 쪽의 근육으로 두드리는 것이다. 주먹을 느슨하게 쥐면 손바닥과 소지에 90도 정도 굽혀져 각이 생긴 모서리 쪽으로 목적하는 부위를 두드린다. 주먹이나 팔꿈치와 어깨에 힘을 빼고 두드려 고무공처럼 탄력이 생기게 한다. 두드리는 손과 팔에 힘이 들어가면 때릴 때처럼 아플 수 있다. 어깨와 허리 그리고 엉덩이와 발바닥에 주로 사용한다. 한 손으로만 두드리는 것보다 양손으로 다듬이질할 때처럼 장단을 맞추어 경쾌하게 하는 것이 효과적이다.

(2) 손가락 끝으로 두드리기

손가락 끝을 활용해 여러 가지로 두드린다. 손끝을 독수리 발처럼 하거나 모든 손가락을 버들가지 늘어뜨리듯 해 두드린다. 또 구슬치기할 때처럼 엄지에 검지 혹은 나머지 네 손가락 끝을 얽었다가 튕기는 것도 있다. 그리고 일본인들의 무술인 가라테를 할 때처럼 손가락을 곧게 편 다음 끝으로 찌르듯이 내밀다가 환부에 닿는 즉시 손가락 마디를 꺾이듯 굽히기를 반복하는 것도 있다. 앞의 두 가지는 주로 머리에 시행하고 뒤에 것은 등과 허리에 사용한다.

(3) 손등으로 두드리기

손바닥을 맞잡거나 엇겨 잡아 합장한 다음 느슨하게 하면 양손바닥 사이에 공기가 모인다. 그다음 한쪽 손등으로 목적하는 곳을 두드리는 것이다. 이때 탄력 있게 두드리면 퍽퍽 터진 공이 부딪힐 때처럼 소리가 난다. 등과 허리 엉덩이에 주로 사용한다.

(4) 손칼로 두드리기

태권도에서 격파할 때처럼 손칼을 해 가지고 환부를 두드리는 것이다. 여기에서도 어깨에서부터 힘을 빼고 탄력 있게 두드린다. 한쪽 손으로만 하기도 하지만 양손을 번갈아 장단을 맞추어 한다. 팔, 다리, 어깨와 등에 주로 사용한다.

(5) 양손칼로 두드리기

양손을 합장할 때처럼 모은 다음 소지의 근육 쪽으로 탄력 있게 두드린다. 주로 어깨와 등, 엉덩이, 팔, 다리에 사용한다.

(6) 말굽 두드리기

손바닥을 말굽처럼 오므려 두드리는 것이다. 등과 엉덩이 등 넓은 부위에 주로 한다. 말이 뛸 때 소리를 내는 것처럼 경쾌하게 박자를 맞추면 더욱 효과적이다.

(7) 고리 두드리기

양손의 엄지와 검지를 둥글게 편 다음 그사이에 팔이나 다리를 넣고 박수 치듯 두드리는 것이다.

(8) 발꿈치로 두드리기

발꿈치로 두드리는 것이다. 방망이를 사용해야 시원해 할 정도일 때는 발꿈치로 탄력 있게 두드리는 것이 좋다. 이때 술자는 앉은 자세에서 팔로 몸을 지탱하고 두 발을 들어 올린 다음 양 발꿈치로 장단을 맞추어 두드리는 것이 효과적이다. 상대를 엎디게 한 다음 등이나 엉덩이 그리고 발바닥에 시행한다.

두드리기는 빈혈이나 고혈압 혹은 저혈압에는 주의해야 한다. 상처와 종기가 있을 때나 통증이 더 심해질 경우에도 삼가야 한다.

이상과 같이 여러 가지 수기에 대하여 살펴보았다. 그렇지만 이밖에도 비틀기 흔들기 밀고 당기기 반죽하기 등 여러 가지 손기술이 시행되고 있다. 그러나 이러한 것들은 주무르기 누르기 굽히기 펴기 등을 응용한 기술로 보아도 무방하다. 직업적인 사람은 알려진 모든 기술을 다 익히고도 부족하여 시술하기에 적합한 새로운 수기를 더 창안해 내고 있다. 그러나 초심자는 가장 간단한 누르기도 어렵게 느껴질 것이다. 그렇지만 어렵게 여길 것이 없다. 다만 어머니께서 하시던 대로 하면 약손이 되는 것이다. 그것은 신체의 접촉만으로도 심신의 안정을 가져다주고 저항력을 길러준다는 것에 확신이 있기 때문이다.

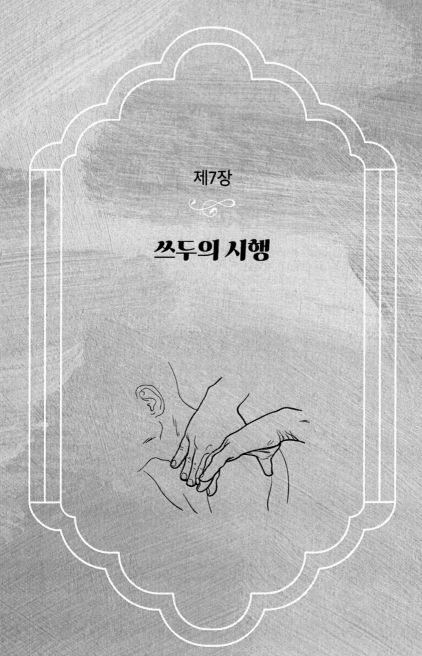

제7장

쯔두의 시행

'기의 소통은

우주 자연의 원리로

작물도 그것을 관리해 주는

주인의 발자국 소리에 크며

가축도 쓸어주면

무병하게 잘 자란다고 하였다.'

안마를 좋아하는 일인들이 우리나라 시각장애인들에게 그 교육을 1913년 시작했다. 1945년 패전한 일인들이 본국으로 철수한 뒤에는 우리나라에 안마를 받는 사람이 거의 없었다. 그동안 침구사 자격증을 취득해 치료하던 시각장애인들이 보조요법으로 안마를 활용할 정도였다. 그러다가 시각장애인들의 부단한 노력으로 차츰 안마의 효험을 인정받게 되었다. 본인은 50여 년간 이 수기 요법을 시행하는 동안 기적 같은 일을 많이 경험했다. 그리고 본인이 길러낸 맹학교 졸업생들이 환자를 보며 겪은 새로운 경험도 각자 몇 권의 책을 쓸 만하였다. 부정 의료행위로 단속 대상이지만 손님들에게 신임을 받기까지 얼마나 피나는 노력을 했는지 모른다. 동네마다 병원이 있고 골목마다 약방이 있는 도시가 아닌가? 그 가운데에서도 난치 환자가 있어 시각장애인 치료사를 찾게 된 사연. 거기에서 완치를 보게 되는 것은 참으로 기적과 같다 할 것이다. 시각장애인 하면 복술가로 알려져 있었다. 미신 타파와 함께 거의 생업을 잃고 있었다. 그런데 현재는 시각장애인 하면 침술이나 근골격계 질환의 전문 치료사로 자리를 잡아가고 있다. 이 근골격계 질환에 남다른 솜씨를 보이게 된 것은 예민한 촉감으로 경락과 맺힌 경락과 응결물을 잘 풀어줄 수 있었기 때문이었다. 이것은 우리가 전통적으로 해 내려오던 치료 방법이기도 하였다. 중국의 고서를 보면 우리나라 사람들은 짠 해물을 많이 먹어 그것을 치료하려면 맺힌 기를 침으로 터 주어야 된다고 하였다. 함경도 웅기에서 출토된 돌침이 그 증거이다. 폄석이란 돌로 침을 놓았다고 하였고 이것은 국립 박물관에 소장되어 있다. 침술의 명인인 편작도 중국의 동북방인 우리나라 쪽 사람이었다. 경락 치료의 원조는 한국이라고 할 수 있다. 그 경락 치료를 시각장애인들이 이어가고 있다. 그런데 이에 관한 책을 써 스포츠마사지로도 활용할 수 있게 하려니 보다 광범한 지식이 필요했다. 그래서 국내외를 막론하고 수기 요법에 대한 책이 있으면 구하여 읽고 그 기술을 익혀보았다. 그 결과 이 수기 요법이 서양인들에 의하여 더 사랑을 받고 있다는 것을 발견하게 되었다. 유럽 같은 선진국에서도 의사와 같은 위치에 마사지치료사가 있는 것도 알게 되었다. 그러므로 이제부터 우리의 전통 수기 요법의 보급과 함께 시각장애인들의 수기 요법에 대한 인식에도 새로운 계기를 마련해 보기로 하자. 그러면 우리의 전통 접촉술을 어떻게 적용하여 발전시키는 것이 최선이 될지 시행해 나가기로 하자.

1. 쓰두를 시행할 때의 몸가짐

1) 수기 요법사, 즉 술자의 몸가짐

술자는 몸과 복장을 청결히 하고 특히 접촉하는 손톱과 발톱을 짧게 정리해 두어야 한다. 또 손은 부드럽고 따뜻하게 해야 한다. 위생 수건을 준비하면 더 좋을 것이다. 그리고 수지 소독 기구도 필요하다. 악취가 나는 사람은 이것을 무마시킬 향수를 쓰는 것도 생각해 보아야 할 것이다. 그러나 향료가 너무 자극적인 것은 피해야 한다. 땀이 너무 많은 손도 곤란하게 된다. 그리고 언어에도 조심성을 가져야 한다. 술자는 누구에게나 신뢰를 받을 인격을 갖추는 것이 중요하다. 상대를 안심시킬 수 있고 믿음을 줄 수 있는 말씨와 행동이 필요하겠다.

2) 수기 요법을 받는 사람의 몸가짐

피술자는 술자와 달리 여러 상황에 놓여 있을 수 있다. 따라서 어떤 몸가짐을 갖출 여유가 없을 때도 있다. 그러나 일단 술자를 찾은 이상 치료를 받을 동안만이라도 몸을 맡기고 그의 지시에 따르는 것이 필요하다. 서양인들은 'You are the doctor.'라고 하면 "당신이 박사나 의사라는 뜻만이 아니다."라고 한다. "당신의 말을 전적으로 믿는다."라는 말로도 쓰인다고 한다. 사실 이 손 치료는 의심할 것이 없다고 해도 과언이 아니다. 약물이나 주사처럼 부작용이 있을 리 없고 주술 같은 미신 행위가 아니기 때문이다. 그러나 진찰 시에는 물론 치료 도중이라도 이상 증상이나 참기 어려운 아픔이 생기면 바로 호소할 필요가 있다. 쓰두를 제대로 받기 위해서는 자연 섬유로 된 얇고 부드러운 옷이 필요하다. 장기적인 치료를 요할 때는 우주복처럼 상 중 하가 연결된 쓰두복이 요구된다. 소·대변은 미리 보도록 한다. 옷이 느슨하도록 혁대나 단추에 유의하는 것이 좋다.

2. 쓰두를 시행하는 장소

직업적인 시술인은 영업허가 규정에 의하여 넓이와 부속물 등은 물론 채광과 위생 시설 등 갖추어야 할 것이 많다. 그러나 영업장소가 아닐 때에는 너무 차거나 덥지 않은 온도에 소음이나 진동이 없는 청결한 곳이면 가능하다. 공간은 최소 두 사람이 누울 정도면 되겠다. 병원용 베개와 이불에 바닥에는 살이 박히지 않을 정도의 보료만 있으면 된다.

3. 일반 쓰두 시행

안마 마사지에 일반이란 접두사가 붙으면 그 기준이 되는 시행방법을 말하고 있다. 여기에서도 여러 가지 쓰두를 시행하는 데 있어서의 교과서적인 기준을 정할 필요가 있을 것 같다. 여러 가지 응용 방법의 기준이 되는 것은 물론이며 술식의 바탕이 될 것이다. 또한 특별한 병세가 없는 사람도 질병의 예방이나 건강 유지를 위하여 시행하기 용이하도록 하였다. 피로나 감기몸살 때에도 효과적일 수 있다. 이것은 우리의 전통 수기술에 더하여 전신 안마 마사지 그리고 경혈 마사지와 림프 마사지 결합직 마사지 및 전신 지압 등의 요점을 모아 이루어 놓은 것이다. 수기의 순서가 대개 예비 쓸기, 주무르기, 누르기, 마감 쓸기로 되어 있으나 이 쓰두에서는 누르기 다음에 조르며 주무르기와 결합직 주무르기를 추가

시켰다. 옛날 노인들이 통증이 심할 때 삭신 혹은 사대 육천 마디가 쑤신다고 하였다. 그리고 육천 마디를 주물러 맞춘다고 하였다. 안마나 지압 그리고 마사지에서 그 시행방식이 고정되어 있다. 그러나 여기에서는 피로가 쌓이고 잘 뭉치는 부위를 더 중요시하고 있다. 이상이 생기기 쉬운 근육이나 관절에 손이 더 가도록 한다. 운동선수들에게도 관절의 건강이 중요하다. 따라서 스포츠마사지에서도 관절을 잘 풀어주고 있다. 관절 부위에는 경혈이 많이 위치하고 있다.

피술자는 마사지나 지압에서 등을 할 때처럼 오래도록 엎드릴 필요 없이 여러 가지 자세로 받을 수 있다. 일반적으로 한 부위 혹은 나뉘어 있는 줄을 3회씩 쓸고, 주무르고, 누르고, 운동시키며 두드린다. 그러나 그 방식이나 시간 같은 것은 일정하게 고정되어 있지 않다.

1) 팔의 일반 쓰두

(1) 쓸기

팔 쓸기는 먼저 술자의 손으로 피술자의 손끝을 꼭꼭 쥐었다, 놓았다 하는 동시에 손가락을 모두 굽혔다, 폈다 하기를 5~7회 한 뒤 시행한다. 심리학자나 정신과 의사들은 손톱을 깨물던가 손가락을 빠는 것은 정서불안에서 오는 행위라고 한다. 또 습관적으로 손마디를 꺾는 사람도 이런 증상에서 기인한 악습으로 알고 있다. 마음이 진정이 안 되게 불안스러울 때에는 손바닥에 반사적으로 일어나는 부조화 행위는 신체의 자기 조절 반응이라고 볼 수 있다. 그리고 잘못을 저질렀을 때 양손을 싹싹 비는 행동도 예삿일일 수만은 없다. "왜 우리 조상들은 손이 발이 되게 싹싹 빌라."고 하였는가? 다시 한번 생각해 보지 않을 수 없다.

그런데 쓰두의 첫 동작인 팔 쓸기에 있어서 손가락 조르고 굴신시키기는 머리까지 시원해지는 느낌을 가져다주게 되니 참으로 선조들의 예지를 다시 발견한 기쁨이 생긴다. 이때 술자의 손이 크고 피술자의 팔이 가는 편일 때에는 엄지와 검지를 펼쳐 어깨 위까지 한꺼번에 쓸어 올릴 수 있다. 그러므로 네 줄로 나누어 쓰는 것이 일반이지만 경우에 따라 앞 귀 두 줄 혹은 석 줄로 쓸 수도 있다.

(가) 첫째선 쓸기

엄지와 검지의 끝에서 시작하여 팔의 측면을 따라 술자의 손바닥으로 폐경과 대장경의 경로를 3~5회 어깨 위까지 쓸어준다.

(나) 둘째 선 쓸기

검지 중지 약지의 끝에서 시작하여 손등 팔의 뒷면을 삼초경의 경로를 따라 어깨의 위쪽까지 3~5회 쓸어 올린다.

(다) 셋째 선 쓸기

소지의 끝에서부터 팔의 안쪽 면을 거쳐 심경과 소장경의 경로를 따라 어깨뼈까지 3~5회 손바닥으로 쓸어 올린다.

(라) 넷째선 쓸기

손바닥으로 다섯째 손가락의 앞면 끝에서 손바닥 팔의 앞면을
거쳐 심포경의 경로를 따라 겨드랑과 가슴을 향해 3~5회 쓸어 올
린다.

(2) 주무르기

쓸기를 한 경로를 따라 주무르기를 한다. 손바닥을 환부에 자연
스럽게 밀착시킨 후 한 자리에 서너 번씩 시원하게 주무른 뒤 상부
로 옮겨가며 하는 것이다. 강도 있는 시술이 요구될 때는 엄지를
써서 같은 요령으로 한다.

(가) 첫째 선을 3~5회 주물러 올라간다.
(나) 둘째 선을 따라 3~5회 주물러 올라간다.
(다) 셋째 선을 따라 3~5회 주물러 올라간다.
(라) 넷째 선을 따라 3~5회 주물러 올라간다.

(3) 누르기

손가락 끝에서부터 양손으로 한꺼번에 감싸 쥐고 3~5초씩 누른
다. 한 자리에 3회씩 한 후 5~7cm 간격으로 올라가면서 어깨까지
조르듯 누른다. 강도 있는 시술이 요구될 때는 엄지를 써서 줄을
나누어 같은 요령으로 한다.

(4) 조르며 주무르기

누르기를 할 때처럼 양손으로 피술자의 손과 팔을 잡고 말단에

서부터 조르듯 하며 한꺼번에 주물러 올라간다.

(5) 관절 사이 결합직 주무르기
손, 손목, 팔꿈치, 어깨 등 관절을 열 손가락을 다 써서 아래부터 차례로 주무른다.

(6) 운동시키기
손, 손목, 팔꿈치, 어깨의 순으로 굽혔다 펴기와 돌리기 운동을 관절의 가동 범위에 따라 3~5회 시행한다.

(7) 두드리기
손칼 두드리기나 고리 두드리기를 경쾌하게 한다.

(8) 마감 쓸기
첫 번 시작 때의 쓸기와 같은 방법으로 하여 맺는다.

여기에서 보통 운동하기와 두드리기는 생략하고 결합직 주무르기 뒤에 바로 마감 쓸기를 하는 것이 보통이다. 안마의 현장에서도 효율을 위해 주로 주무르기를 하는 것처럼 쓰두에서도 쓸기와 주무르기 뒤에 두드리기의 술식을 중점으로 시행한다. 그리고 시행하는 부위를 반드시 경계를 지어서 하기보다 서로 어느 정도 겹쳐서 여유를 가지고 한다.

2) 몸통의 일반 쓰두

　시작할 때 손가락 조르기와 굽혀 펴기 꺾기로써 경락(우리 몸의 오장 육부의 12정경이 손과 발의 끝에서 시작하고 정지한다)을 자극하여 기혈을 고르며 조상들의 예지를 되살려 볼 수 있었다면 몸통의 쓰두에 있어서는 귀를 자극하는 것이 중요하다. 왜 우리 조상들은 목이 빠지게 될지도 모르는 위험한 '서울 구경시키기'를 어른들이 아이들에게 해 주거나 동료들끼리 해 나가도록 했을까? 여기에는 무거운 짐을 이게 되어 위축될지도 모르는 척추를 신전하고 견인하는 효과가 있다. 또 귀를 자극하는 것은 병의 치료나 금연의 효과가 밝혀진 지금에랴! 따라서 이 몸통의 쓰두에서는 쓸고 주무르기 누르기에서 귀를 제외해서는 안 된다. 그러나 피술자에게 불쾌감을 줄 정도로 처음부터 힘을 가해서는 안 된다. 특히 중이염 같은 질병이 있는 사람에게는 더욱 세심한 주의가 필요하다. 이 귀의 쓰두는 사전에 피술자의 양해를 구하고 시행하도록 한다. 충분히 이해가 되었을 때는 후끈후끈 열이 오를 정도로 뽑거나 훑거나 꺾어주는 것이 유익하다. 누구나 하루에 3~5회씩 꾸준히 시행해 가면 무겁던 머리가 가벼워지고 경증 두통이 사라지게 된다. 이와 함께 몸에 새로운 변화가 생기는 것을 발견하게 될 것이다. 한때 귀를 뚫는 것이 유행했던 일도 결코 우연한 일이 아닌 것도 알게 될 것이다. 어릴 때 서울 구경시키기 장난에 대하여 추억을 되살려 보는 것도 유익할 것이다.

(1) 쓸기

엎디어 받거나 옆으로 누워 받을 수도 있다. 편리한 자세를 택하는데 옆으로 누워 할 때는 양손을 포개어서 하는 것이 효과적이다.

(가) 리을 자 쓸기

술자는 피술자의 뒤에서 양손을 포개거나 나란히 하여 척추 쪽의 등골을 따라 올라가며 쓴다. 엉덩이 아래와 꼬리뼈 끝을 시작으로 뒤통수까지 쓸어 올린다. 쓰두복을 입었을 때는 머리카락을 염려할 필요가 없으므로 정수리를 거쳐 이마 가까이까지 쓸어 올린 다음 양옆으로 벌리면 된다. 그리고 연결해서 손끝으로 피술자의 귀를 쓸며 목 옆으로 해서 어깨 위 근육을 거쳐 다시 등의 한쪽 면을 따라 내려온다. 그리고 엉덩이까지 내려온 뒤에 그쪽 옆구리를 따라 겨드랑이까지 쓸어 올라간다. 이것은 처음과 끝이 한글의 리을 자 모양이 된다. 이것도 3~5회 반복하는데 처음에는 약하게 시작하여 차츰 무게를 실어 시원한 느낌을 주도록 한다.

(나) 가로 쓸기

리을 자 쓸기 때보다 좀 더 무게를 주어 처음에는 귀에서 목 옆을 거쳐 어깨 바깥까지 3~5회 쓴다. 그다음 척추를 중심으로 옆구리 쪽을 향해 손바닥 길이의 반 정도로 옮겨가며 늑골과 가른 단계로 엉덩이까지 쓴다.

(다) 옆구리 쓸기

리을자 쓸기 때의 마지막과 같이 둔부 외측에서 겨드랑까지 옆구리를 쓸어 올라간다. 옆구리를 한 번 더 폭넓게 쓸어주는 것이다. 여기에는 임파선이 많이 분포되어 있는데 유방암 같은 것이 있을 때는 주의해야 한다.

(2) 주무르기

쓸기를 한 경로를 따라 주무르기를 한다. 강도 있는 시술이 요구될 때는 엄지로 줄을 따라 주무른다.

(가) 리을 자 쓸기의 경로를 따라 양손을 포개어 3~5회 주무른다.

(나) 양 엄지로 척추 양측을 꼬리뼈 옆에서부터 머리 밑까지 깊숙이 3~5회 주무른다. 쓰두복을 입었을 때에는 주무르기를 머리 전체까지 연결해야 한다.

(3) 누르기

상황에 따라 시행하는 시간과 강도의 방식을 조절해 나가는데 약하게 할 때는 포갠 손바닥으로 리을 자 쓸기의 경로를 따라 3~5초씩 누르기를 한 자리에 3회씩 한다. 강하게 누를 때는 양 엄지로 척추 양측 근육을 3~5초씩 누르기를 한다. 한 자리에 3회 반복하여 3~5cm 간격으로 꼬리뼈 옆에서 머리 밑까지 한다. 쓰두복을 입었을 때에는 역시 머리까지 전체를 다 해 주도록 한다.

(4) 조르며 주무르기

(가) 목의 뒤 근육과 어깨 근육을 한 손 혹은 두 손으로 조르듯이 잡고 깊이 주무른다.

(나) 겨드랑이의 뒤 근육을 한 손 혹은 두 손으로 조르듯이 잡고 깊이 주무른다.

(다) 측복부와 엉덩이를 양손으로 넓게 거머잡고 반죽을 하듯 주무른다.

(5) 운동

교정이 필요할 때에는 관절의 운동 형식으로 별도의 치료를 할 수 있으나 일반 쓰두에서는 약식으로 하거나 생략하게 된다. 교정에 들어갈 때는 먼저 어느 부위에 이상이 있는지 정밀한 진단이 있어야 한다. 그리고 근육의 이완과 함께 예비 운동이 필요하다. 몸통 운동은 척추를 움직여야 하므로 숙련된 기술이 요구된다. 척추를 축으로 어깨와 엉덩이에 힘을 적당히 가감하며 틀어주므로 운동과 동시에 교정 효과를 볼 수도 있다.

(6) 두드리기

어깨 등 허리 엉덩이를 따라 양손칼 두드리기 손등 두드리기 주먹으로 두드리기를 한다. 척추 양측과 엉덩이에 강도를 높여 할 때는 발꿈치 두드리기를 경쾌하게 할 수도 있다.

(7) 마감 쓸기

팔에서와 같이 운동하기와 두드리기를 생략하고 쓸기를 하고 맺는 것이 보통이다.

팔과 다리를 할 때에는 앉거나 누워 받을 수 있다. 몸통을 할 때는 보통 옆으로 누워 받는다. 그러나 앉거나 엎드려 받을 수도 있다. 이때는 등 좌우를 양손으로 동시에 할 수 있다.

3) 다리의 일반 쓰두

발가락을 손가락에서와 같이 꼭꼭 조르다가 굽혀 펴기를 5~7회 되풀이하다가 마디 꺾기를 하고 쓸기에 들어간다. 그리고 두드리기를 할 때에는 '신랑 달기' 때 발바닥을 치듯이 용천혈을 15회 이상 주먹이나 발꿈치로 두드린다.

손이나 발에는 오장육부를 관장하는 12정경의 끝이요 시작 부위일 뿐 아니라 많은 신경과 혈관이 분포되어 있다. 감기 기운이 있을 때나 몸살 초기에 따뜻한 물에 두 손이나 두 발을 담가 땀을 내면 곧 병세가 가벼워진다. 또 등산할 때나 먼 행로에 지쳐 있을 때 차가운 물에 발을 담그면 새 힘을 얻게 된다. 일본 사람들은 신기를 돋우기 위하여 자갈이나 대통 밟기를 한다고 한다. 우리나라에서도 온천장이나 관광지에는 자갈 밟는 곳이 있고 지압 깔창이나 슬리퍼도 있다.

(1) 쓸기

대개 오른손으로는 왼쪽 다리, 왼손으로는 오른편 다리를 쓸게 된다. 한 줄을 2초 내외의 시간에 각각 3~5회 쓸어준다.

(가) 첫째선 쓸기

새끼발가락을 엄지로 감싸고 나머지 손바닥은 발바닥으로 가게
하여 방광경의 경로를 따라 쓸어 올라간다. 다리 뒤쪽으로 하여 올
라가며 엉덩이를 거쳐 허리띠 위까지 쓴다. 천천히 쓸 때는 무게를
더해 쓸어야 시원한 느낌을 주게 된다.

(나) 둘째선 쓸기

넷째 발가락을 중심으로 발등의 바깥쪽을 거쳐 담경의 경로를
쓸어 올라간다. 다리의 외측으로 하여 장골을 거쳐 배 옆구리 아래
까지 쓸어 올라간다.

(다) 셋째선 쓸기

둘째 발가락 발등 발목 전측 중심의 위경을 따라 다리의 앞쪽 및
아랫배 밑까지 쓸어 올라간다.

(라) 넷째선 쓸기

엄지발가락 외측과 내측 그리고 발바닥 안쪽의 경로를 따라 아랫
배까지 손바닥을 넓게 펼쳐 3~5회 쓸어 올라간다. 다리가 굵어 이
네 선으로 쓸기가 모자랄 때에는 다섯 혹은 여섯 선으로 나누어
쓸 수도 있다. 이때에는 간경과 비경을 넷째 선의 출발점으로 하고
신경의 용천혈 부위를 또 한 줄의 출발점으로 나누어 쓴다. 술자의
손의 크기와 피술자의 하체의 발달 상태에 따라 적합한 방법을 택
한다.

(2) 주무르기

쓸기의 경로를 따라 손바닥으로 각각 3~5회씩 주무르지만 강도 있는 시술이 요구될 때는 엄지로 줄을 따라 주무른다.

(가) 첫째선 주무르기

쓸기의 경로를 따라 주물러 올라간다.

(나) 둘째선 주무르기

쓸기의 둘째선 경로를 따라 주물러 올라간다.

(다) 셋째선 주무르기

쓸기의 셋째선 경로를 따라 주물러 올라간다.

(라) 넷째선 주무르기

쓸기의 넷째선 경로를 따라 주물러 올라간다.

만일 네 선으로 주무르기가 모자랄 때에는 쓸기 때와 같이 선을 늘려서 나누어주무르면 된다.

(3) 누르기

양손으로 조르듯이 감싸 잡고 발가락 발 발목 종아리 무릎 허벅 다리 엉덩이 위까지 이어 3~5초씩 누르기를 한다. 한 자리에 3회 씩 누르며 3~5cm의 간격으로 눌러 올라간다. 한 번에 다리 둘레 전체를 감싸 쥐기가 어려울 때는 줄을 여럿으로 나누어서 한다.

첫 줄은 앞뒤를 눌러 올라간다. 그다음은 내측과 외측 혹은 전내측과 후외측에 상대되게 손을 위치시켜 줄을 나누어서 눌러 올라간다. 강도 있는 시술이 요구될 때는 엄지로 줄을 나누어 누르기를 한다.

(4) 조르며 주무르기

양손으로 발가락 끝과 발을 졸라 쥐고 주물러 올라간다. 발가락 끝에서부터 발 발목 종아리 무릎 허벅다리 엉덩이 위까지 3~5회 주무른다.

(5) 관절 사이 결합직 주무르기

열 손가락을 다 써서 골과 관절의 결합조직을 차례로 주무른다. 발가락 마디와 중족골 골간 그리고 족관절, 슬관절, 고관절을 차례로 시원하게 주물러 올라간다. 관절에 이상이 있을 때는 정도에 따라 통증이 있으나 경과가 호전되면 시원하게 된다.

(6) 운동

발가락 발 발목 무릎 고관절을 가동 범위에 따라 운동시킨다. 처음에는 서서히 약하게 하다가 차츰 각도와 힘을 늘려가며 운동시킨다. 힘이 실린 무게가 관절의 중심에서 어긋나지 않게 조심한다.

(7) 두드리기

손칼 두드리기 손등 두드리기 주먹으로 두드리기를 다리 전체에 하고 특히 발바닥은 주먹으로 좀 세게 15회 이상 두드린다. 조금 더 강도가 필요할 때에는 발꿈치로 두드린다. 이때에는 두드리는 충격이 다른 관절에 전달되지 않도록 한다. 그렇게 하기 위하여 무릎마디를 굽힌 채 혹은 발등을 바닥에 밀착시킨 다음 두드린다. 방석을 깔 수도 있다.

(8) 마감 쓸기

여기에서도 운동하기와 두드리기를 보통 생략하고 마감 쓸기로 맺는다. 그러나 마감 쓸기로만 맺을 때에도 발바닥 두드리기는 빼지 않도록 한다.

전신에 일반 쓰두를 하는 데 걸리는 시간은 속도와 횟수에 따라 일정하지 않으나 대개 1~1.5시간 내에 끝내는 것이 적당하다. 일반 쓰두에서는 머리와 얼굴 목의 앞쪽 그리고 가슴 배가 빠져 있다. 이것은 안마나 지압 및 마사지에서도 마찬가지다. 이 부위들은 병소를 다스릴 목적 외에는 잘 시행하지 않는다. 그러나 인체의 전면에 쓰두를 할 필요가 있을 때도 어렵게 여길 것이 없다. 후면을 할 때와 같은 순서와 요령으로 부위를 나누어 하면 되기 때문이다.

옷을 입은 사람의 손바닥으로 팔이나 다리 등을 길게 쓸어 올릴 때에는 옷소매나 바짓가랑이가 걷어 올려지기 쉽다. 그럴 때에는 받쳐주는 손으로 잡아 쥐고 하면 된다. 등을 한꺼번에 쓰는 경우 윗옷깃을 아래 옷 밑으로 깊숙이 밀어 넣고 하면 가능하다. 보다 편리한 차림을 가지려면 우주복 같은 쓰두복을 마련하면 된다.

일반 쓰두를 할 때의 손놀림의 기준은 안마나 마사지와 같이 근육을 풀어주는 기능 외에 기혈과 림프를 순환시키는 효과가 더하도록 하였다. 경락과 혈관 그리고 임파선의 경로를 위주로 시행하기 때문이다. 또 관절과 대근육 그리고 결합조직을 중점적으로 풀어주어 운동의 효율을 높이고 관련 질환에 치료 효과가 좋다.

논밭의 작물들도 주인의 발소리에 의하여 익어가고 키우는 가축들도 쓰다듬는 손에 의하여 살이 찐다고 하지 않는가. 구미인들도 『The book of massage』라는 책에서 접촉이 치료라고 하였다. 또 귀는 비벼 줄수록 좋다고 하였다.

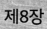

제8장

밟기 족압법

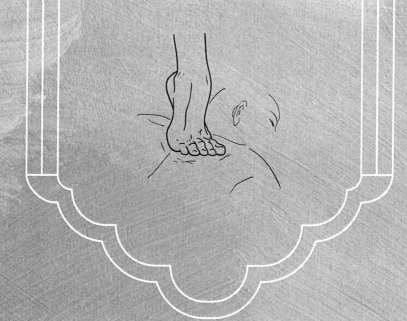

'보리는 왜 밟아주어야 했나?
불교에서 모든 것은
마음에서 생긴다고 하였다.
또 딘 오니쉬(Dean Ornish) 박사는
"마음은 만능의 힘을 가졌다."고 하였다.'

우리의 전통적인 접촉술 가운데에서 전신에 시행하는 것으로 밟기를 빼놓을 수는 없을 것이다. 따라서 여기에서는 지압도 있지만 우리가 흔히 하고 있던 밟기에 대하여 간단히 기술하기로 한다. 그 불결한 다른 사람의 발을 어떻게 내 몸에 대게 하느냐고 하면 할 말이 없다. 그러나 모든 것은 마음먹게 달리지 않았는가? 사실 접촉 치료에서 밟기만큼 효과적인 방법도 찾기 어렵기 때문이다.

1. 바로 눕힌 채 밟기

피술자가 몸과 마음을 느슨하게 가지도록 한 뒤 시행한다. 천천히 약하게 시작하여 지압 시의 요령으로 한 자리를 5~7회 밟으며 거리를 떼지 않고 밟는데 점차 강도를 높이다가 마칠 때는 속도와 힘을 줄여 나간다. 그런데 배와 가슴을 밟을 때에는 세심한 주의가 있어야 한다. 임신 중이나 수유 중에는 금해야 한다. 식후일 때나 염증 궤양 종양 같은 것이 있을 때도 피해야 할 것이다. 또 소변이나 대변을 미리 보도록 하는 것이 좋다. 술자나 피술자 그리고 장소 같은 것은 일반 쓰두 때와 큰 차이가 없다. 다만 치료의 분위기를 위해 전신을 가릴 수 있는 흰 천이 있으면 좋을 것이다. 그리고 술자의 안정감 있게 서 있는 자세를 위하여 손잡이가 필요하다.

1) 몸과 갖추기

우선 발을 치료제로 여기는 것이 중요하다. 몸가짐 가운데 일반 쓰두 때와 조금 다른 것이 있다. 손은 그냥 맨손이면 되었지만 발에는 맨발보다 얇은 면양말 같은 것을 착용하는 것이 좋다. 효과를 높이기 위하여 손과 팔에는 탄력 있는 창이 있는 신을, 등과 둔부처럼 강한 자극이 필요한 부위에는 창에 요철이 있는 신을 제작해 신고 할 수도 있다.

2) 밟는 순서

부위별로 하는 수가 많으나 전신을 밟을 때는 순서가 필요하다. 피술자를 자연스럽게 바로 눕히고 손바닥을 위로 향하게 한다. 다음으로 양 겨드랑이를 40도 정도 벌리게 한다. 그리고 양 무릎을 굽혀 세워 두 발바닥이 방바닥을 안정감 있게 밟고 있게 한다. 그 밟는 순서는 다음과 같다.

(1) 발 밟기

술자의 양발을 동시에 써서 피술자의 좌우 발가락에서 시작하여 발등과 발목 밑 부위까지 밟는다. 체중이 많이 실리면 고통을 주게 되므로 약 강 약으로 서서히 밟는다.

(2) 다리 외측 밟기

양발 밟기가 끝나면 피술자의 무릎을 편한 자세로 펴게 한 다음 이번에는 술자의 한쪽 발만을 가지고 발목 정강이 무릎 허벅다리의 바깥쪽을 밟는다.

그런데 피술자가 남성일 때는 좌측부터 돌고 여성일 경우에는 우측부터 시작하는 것이 남좌 여우란 전통적인 방법이다. 그러나 이것을 어디에서나 고집할 필요는 없다.

(3) 옆구리 밟기

다리 밟기의 계속 동작으로 엉덩이 옆구리 겨드랑이까지 밟는다. 옆구리는 다리보다 신경이 예민하고 조직이 약하므로 밟는 면에 힘이 몰리지 않도록 조심해야 한다. 그리고 약하게 서서히 시행한다.

(4) 팔 밟기

겨드랑이에서 팔의 안쪽과 그 중선을 기준으로 새끼손가락과 약지 그리고 중지 끝까지 밟아 내려간다. 그리고 이어서 팔의 바깥 반인 중지 촉지 모지의 끝에서부터 밟아 어깨까지 올라간다. 팔 전체를 한꺼번에 밟거나 내측과 외측을 나누어 밟을 때도 겹치도록 해도 무방하다. 또 내측과 외측에 더하여 그 중심까지 구분시켜 3줄로 밟을 수도 있다. 관절과 바닥 사이에 공간이 생기면 밟을 때 통증이 올 수 있으므로 방석 같은 것을 미리 고이는 것이 안전하다.

(5) 가슴 밟기

밟던 쪽 가슴을 세심하게 주의해 가며 앞쪽을 밟아 내려간다.

(6) 배 밟기

피술자의 양 무릎을 다시 세워 복근을 충분히 이완시킨 뒤에 한다. 배의 한 쪽을 밟는다.

(7) 다리 앞쪽 밟기

피술자의 다리를 다시 펴게 하되 무릎과 발목 밑에 공간이 없도록 방석 같은 것을 고여가며 전측을 밑에까지 밟아 내려간다.

(8) 다리의 내측 밟기

안쪽 복숭아뼈에서 시작하여 정강이 무릎 허벅다리 안쪽으로 사태까지 밟는다.

그 반대쪽은 안다리 밟기에서 그치지 말고 반대편 사태 허벅다리 무릎 정강이 안쪽을 밟아 내려간 뒤 발목에서부터는 처음과 같이 이어서 해 올라가면 된다.

2. 엎드리게 한 채 밟기

앙와 시에는 다리의 전면이 단단하고 가슴과 배는 연약하다. 그러나 복와 위일 때는 그와 반대이므로 힘을 잘 조절해야 한다. 엎드려 있는 시간이 오래면 호흡에 불편이 생긴다. 구멍이 있어 호흡이 자유로운 코 부위가 뚫린 침대가 필요할 수도 있다.

1) 몸과 갖추기

어깨와 등 그리고 허리와 엉덩이에는 주로 큰 근육이 분포하고 있다. 따라서 이 밟기가 적격이다. 깊은 자극이 필요할 때는 요철이 뚜렷한 신을 준비하면 좋을 것이다.

2) 밟는 순서

(1) 발가락과 발바닥 밟기
술자의 양발로 피술자의 두 발을 발가락 끝에서부터 발 발목마디에 통증을 일으키지 않게 조심하며 밟는다. 그리고 뒤를 이어 올라가며 밟기를 반복해 나간다.

(2) 다리 후측 밟기
발목에서부터 종아리 무릎 허벅다리 순으로 그 바깥쪽을 밟아 올라간다.

(3) 후측 옆구리 밟기

후외측 엉덩이 옆구리 겨드랑이로 밟아 올라간다.

(4) 팔 후측 밟기

팔의 전면과 같은 요령으로 한다. 관절의 통증을 방지하기 위하여 팔꿈치, 손목 그리고 손바닥을 바닥에 착 붙이거나 방석을 깔고 한다.

(5) 어깨 밟기

어깨는 가장 피로가 많이 오는 곳으로 꼼꼼하게 밟아야 한다. 발바닥으로 주무르는 식으로 시행하여 보는 것도 좋다.

(6) 목과 등 밟기

어깨를 밟고 이어 목과 등을 밟는다. 등에는 무게를 실어서 한다.

(7) 허리 밟기

많은 사람들이 어깨와 허리에 고결이 생겨 피로와 통증을 호소한다. 이러한 곳에는 그것을 풀어주기 위해 노력해야 한다. 엄지의 힘이 달릴 때는 발끝이나 발꿈치를 써서 근육을 주물러 준다. 또 요철이 박힌 창이 달린 신을 신고 깊이 눌러준다. 그러나 너무 강하게 주기 시작하면 한층 더한 자극을 요하므로 삼가야 한다. 그리고 두 발로 올라가 밟는 것은 금해야 한다.

(8) 다리 후내측이나 후외측 밟기

엉덩이에 이어 다리가 덜 밟힌 부위나 피술자의 요구에 따라 허벅다리 무릎 장딴지 발목의 후측을 앞에서의 요령으로 차례로 밟아 내려간다.

부위별로 끊어서 밟을 수도 있으나 전신을 목적으로 할 때에는 계속 이어서 해 나간다. 어깨와 등 그리고 허리와 엉덩이를 잘 풀어주는 것이 중요하다. 이 부위에는 손보다 발을 써서 하는 것이 효과적일 때가 많다. 그리고 양 발꿈치로 등과 허리와 엉덩이에 이어 발바닥을 충분히 두드려준다. 전신을 밟는 데 걸리는 시간은 1시간 내외로 한다. 자극이 과도하면 피로해질 수 있다.

보리농사를 지을 때 밟아주기를 한다. 이것은 땅이 추위에 얼어 부풀어 뿌리가 들뜬 것을 회복시킨다. 그리고 보리는 밟기를 하면 더 잘 자란다고 한다. 벼도 그대로 두는 것보다 논을 밟아주어 잔 뿌리를 내리게 해야 수확이 늘어난다고 한다. 사람 역시 밟아주면 안마나 마사지와 같은 접촉 효과를 올릴 수 있다.

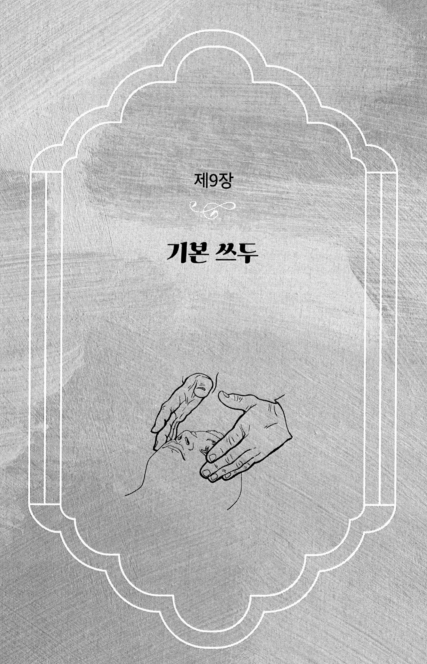

제9장

기본 쓰두

'사흘에 한번씩 두드려야

고칠 수 있었던 병은?'

1. 기본 쓰두란

앞에서 접촉술의 전반에 대하여 살펴보았다. 그리고 우리 접촉술의 일반적인 시행 방법에 대하여 요점을 짚어 보았다. 꿀밤 주기, 서울 구경시키기, 배 쓸어주기 발바닥 두드리기 같은 풍습이 있다 하여 그것으로 이 글을 쓰고 있는 자신도 여기에 연구심을 갖기 전까지는 우리의 건강과 관련이 있을 것이라는 사실을 모르고 있었다. 그런데 사소한 민속놀이 하나에도 많은 의미가 담겨 있을 뿐 아니라 전래할 가치를 충분히 지니고 있었음을 깨우쳐주고 있었다. 우리의 옛것은 역시 귀중하였던 것이다. 조상님들은 기의 조화로 우리의 건강이 유지된다고 믿고 있었다는 사실은 누구나 인정할 것이다. 통과의례처럼 실천하던 전통 풍습은 거의 경락의 경로를 따라 이루어졌다. 어머니의 배 쓸기는 임맥경, 신경, 간경, 비경 등의 음경락이 상행하는 것을 역으로 쓸기도 한다. 대개 기를 사해야 할 때다. 혹 경락을 잘못 쓸었다 하여 부작용이 생기는 일도 거의 없다. 기에 대한 것은 우리의 언어나 풍습에도 수없이 나타나 있다. 다시 강조하지만 위에서 말한 우리의 풍습은 기를 소통시키고 돋우어주는 접촉술의 요소였던 것이다. 그리고 이 요소들 가운데에서도 쓸기와 두드리기는 가장 기본이었다. 이 쓸기와 두드리기는 대부분의 외국 수기술에도 빠지지 않는다. 다른 여러 가지 접촉술 가운데에서도 이 쓸기와 두드리기는 가장 기초적인 것이면서 바탕이었고 기본이었다. 수기술 가운데 누르기 즉 지압술이 아주 단순하고 효과적이어서 많이 응용되었다면 쓸기와 두드리기보다 쉽고 효율적인 것은 없을 것이다. 쓰두라는 용어의 의미에는 쓰는 법, 주무르는 법, 누르는 법, 구부리는 법, 펴는 법, 두드리는 법 등 여섯 가지 수기술이 포함되어 있지만 여기서는 가장 쉬운 쓰다듬기와 두드리기의 요점을 택하려 하는 것이다. 전신의 경락을 유주에 따라 쓸어주면 온몸에 기를 소통시키고 원기를 보해주는 방법이 된다. 그리고 이것은 우리나라에서 전통적으로 쓰다듬기와 두드리기가 수기의 바탕이었으므로 일반 쓰두와 구분을 위하여 기본 쓰두라고 이름을 붙이게 된 것이다. 이전에는 술식이 단편적이었다고 하겠다. 그러나 그것을 종합하면 그 시행 방법과 순서가 자연적으로 정리가 된다. 경락의 유주 방향에 따라 시행하면 순서가 이루어지는 것이다. 기 순행의 바탕이 하나이므로. 따라서 기본 쓰두란 이름이 더욱 확실해지는 셈이다. 모든 스포츠에 있어서도 준비운동이 기본이었던 것처럼 기의 순행을 위해서도 이 기본 쓰두가 기초가 될 것이다.

스스로 자기 건강을 관리할 수 있는 방법으로 요가가 있다. 앞에서 이 쓰두를 시행해 본 사람들이 요가보다 익히기 쉽고 효험은 더 좋았다고 했다. 요가는 그 종류도 다양할 뿐 아니라 수천 년간 다듬어진 것이라 단순하게 비교할 수는 없다. 그러나 자세와 호흡법으로 흔히 시행하고 있는 하타요가를 해본 사람들은 이 쓰두를 하면서 함께 응용하며 효과를 높일 수도 있다. 여러 가지 자세를 취하고 호흡하는 하타요가에서 공기를 주입하고 배출시키기를 중요하게 하고 있다. 그런데 이 쓰두에서는 자세를 잡고 쓰다듬고 두드리며 기를 소통시키는 것이다. 반복되는 말이지만 기에는 공기뿐 아니라 신기 양기 음기 혈기 정기 등등 여러 가지가 있다고 했다. 따라서 호흡으로 가슴을 확장시키고 배를 불리며 사지를 쓸어줄 때 혈액, 림프액, 소화액, 호르몬 등 체액과 경락의 기와 신경의 감각 그리고 세포의 활력을 활성화시키도록 한다. 폐에 숨을 모을 때 혈액순환과 아울러 감각이 폐포까지 전해지도록 느끼며 몸에 열이 있을 때는 차가운 기운이 돌도록 마음을 조정해 나간다. 냉할 때는 마음으로 열기를 주입시킨다. 물론 마음을 비우고 무아 상태로 들어가거나 심신을 깨끗이 정화시키는 시간을 가질 수도 있다. 또 공기와 혈액을 전신 구석구석까지 순행시킬 수도 있다. 이것은 처음 시행할 때는 피로를 느낄 수 있다. 신경을 쓰는 것만으로도 영향이 나타나는 것이다. 그러나 몇 번 반복하면 익숙해져 그 효과가 더해지게 된다. 이렇게 마음으로까지 이어 나가면 자연스럽게 명상과 참선으로도 이어질 수 있다. 수트라 요가도 맛볼 수 있게 된다. 이 방법을 기본 쓰두가 차츰 익숙해지는데 따라 내내 시행해 나가면 그 효과를 실감하게 된다. 또 스스로 방법을 발전시킬 수 있다.

이처럼 기본 쓰두를 시행할 때 참고로 삼기 위해 해부학적 기초와 경혈학적 기초를 여건에 따라 요약해 놓았다.

2. 기본 쓰두의 특징

기공, 요가, 도인 마사지, 안마, 지압, 추나, 척수반사요법, 척주 교정법 등을 살펴보면 그 특색에 문화적인 배경이 있다. 가벼운 일 같지만 종교나 철학 사상도 내재되어 있었다. 자연조건이나 의학적 수준이 바탕이 되었음은 물론 정치와 경제 사회적 여건에 따라 오늘에까지 발전해 온 것을 알게 된다. 유구한 역사를 자랑하는 우리나라에 수기 요법이 전승되지 않은 것은 다시 한번 의문을 가지게 하는 일이다. 그러나 중세의 유럽에서도 대중 마사지가 종교적으로 불량스러운 행위로 평가가 되어 널리 보급되지 못하였던 일을 보면 짐작되는 사실이 있다. 우리는 그동안 남녀칠세부동석의 도덕률에 묶여 있지 않았는가? 비록 이성 간이 아니라도 서로 몸을 접촉시켜 무엇을 한다는 일이 어찌 용납되었을까? 지정된 의원에게도 손목을 잡히는 것이 허용되지 않아 실을 연결하여 진맥을 보게 했다는 사실은 먼 옛날의 이야기가 아니었다.

또 삼국 시대부터 의서가 집필되었다고 하지만 수많은 전란으로 흔적이 없이 되었다. 뛰어난 기억력 때문에 웬만한 것은 기록을 하지 않아도 되는 습성으로 그렇게 되었다는 말도 있다. 그러나 조상님들은 반드시 기록해야 할 과제를 문서로 남기지 못할 때는 다른 방법을 써서 전승시키는 슬기로움이 있었다. 유대인들의 할례를 더 생각해 보자. 사막 지대에서 자주 목욕을 하지 못하여 남자는 음경이 세균의 서식처가 된다. 이것은 성병의 매개가 되어 종족 보존에 지장을 주게 된다. '포경은 이렇게 위험하니 남자는 모두 수술을 받아야 한다.'고 해도 누가 그렇게 할 수 있었을까? 임금님이

명령한다고 그대로 실천이 되었을까? 따라서 포경수술을 종교의식의 하나로 정한 것은 아닐까? 불교와 유교의 이념에서 금욕이 우선이 아니었는가? 여기에 무슨 대안이 있었을 것이 아닌가? 정계정맥류를 예방하며 성 신경을 발달시킬 고추 만져주기와 신랑 달기 역시 건강한 종족 보존의 방안이었을 것이다. 서울 구경시키기나 등 두드리고 배 만지기도 예사로운 것이 아니었다. 그러니까 우리의 접촉술은 출생에서부터 시작하여 일상생활 전반에 숨겨져 있었던 것이다.

본인이 이러한 조상님들의 예지를 깨닫지 못하였다면 그것을 응용한다 하여도 근거 없는 글을 함부로 쓸 수 없었을 것이다. 차제에 용기를 내어 이렇게라도 기초를 놓지 않으면 이 중요한 의술을 영영 탄생시키지 못할 것만 같았으니 이것은 단순한 노파심에서만이었을까? 그러면 이 응용되는 쓰두가 왜 다른 나라의 접촉술 못지않은 특징을 가지고 있으며 훌륭한 문화적 배경을 가지고 있는지 요약해 보기로 하겠다.

첫째, 꾸밈이 없는 원초적 동작 그대로를 응용하여 배울 게 없을
　　　정도로 단순하다.
둘째, 어려운 의학적인 지식이 없이도 누구나 시행할 수 있다.
셋째, 일상적으로 해오던 놀이나 통과의례를 중심에 놓고 그 기
　　　본을 삼았다는 것이다.
넷째, 우리의 속담이나 속신 같은 데에서도 그 기원을 찾아 전통
　　　을 더욱 중시하였다.
다섯째, 근육과 혈관 그리고 신경의 경로대로 이어가 인체의 구

조와 생리적인 조건에 부합되도록 했다는 것이다.

여섯째, 동양의들의 전통에서 기를 위주로 하듯 경락의 유주대로 시행되어 그것을 보해주고 소통시키게 된다.

일곱째, 기존의 수기술의 효과에 더하여 타액 분비를 촉진하므로 세균 방어의 효과를 실감할 수 있다.

여덟째, 호흡에서 날숨이 들숨의 배로 하여 기공 수련 효과도 거둘 수 있다.

아홉째, 이것은 비용은 물론 부작용에 대한 부담이 거의 없다는 것이다.

열째, 가장 특징적인 것은 자신의 건강을 자기 스스로도 관리할 수 있다는 것이다.

3. 의술로서의 쓰두

서양 의학의 시조 히포크라테스가 마사지를 의술로 인정하였다는 사실과 동양 의서의 최고 고전인 황제내경에서도 수기술에 관한 기록이 있었다는 증거를 밝힌 바 있다. 그러나 수기술이 학문적으로나 기술적으로 많은 발전을 가져왔음에도 불구하고 제대로 인정받지 못하고 있다. 보조 의술 정도로 취급되고 있을 뿐이다. 안타까운 일이다. 그렇지만 이제부터는 이것을 궤도에 올릴 수 있어야 되겠다. 선사 시대부터 누구에게나 공평하게 주어진 천부의 의술을 무시하고 있었던 사실은 시정해야 할 것이다. 우리 어머니들이 내 손은 약손이라고 하였던 것처럼 수기술을 주 의술이 되도록 해야겠다.

1) 쓰두를 주 의술로 주장하는 배경

질병이란 지구상에 생물이 생겨나면서부터 있었는지 모른다. 그리고 온 인류는 생존을 위하여 전쟁보다 질병과의 투쟁을 더 격렬하게 치르며 오늘을 이루었다고 할 것이다. 그런데 왜 불과 2,400년 전 사람인 히포크라테스가 의학의 시조가 되었을까? 그것은 의문이 아닐 수 없다. 그러나 의료란 단어인 매디슨(medicine)이란 영어 단어를 한번 찾아보면 곧 이해가 될 수 있다. 의료인(medicine man)이란 단어는 주술가 샤먼으로 치료하는 사람, 즉 무당이라는 뜻도 가지고 있기 때문이다. 영어 사전에서 샤머니즘을 설명하다

만든 단어일 수도 있다. 그런데 과거 우리나라에서와 같이 서양에서도 병을 주술과 다름없는 기도로 고쳤던 것이다. 현대의학으로 발전되기 전에는 서양에서도 환자를 신에 의지하여 치료하였다. 병을 고치는 신을 모시는 아스클레피우스(Asklepius)는 환자들을 치료소에 모아놓고 주술 같은 기도로 치료를 하였다고 한다. 그래서 환자가 감옥에 가기보다 치료소에 가기를 더 꺼렸다고 한다. 히포크라테스의 아버지도 인정받는 아스클레피우스이었다고 한다. 동서양을 막론하고 인문학이 발달하기 전에는 모든 것을 신에 섭리로 되는 것으로 믿었기 때문이다. 그런데 히포크라테스는 질병의 원인이 신에 의한 것이 아니라는 것을 최초로 주장하므로 의학의 시조가 된 사람이었다. 아버지가 환자를 보러 기도소에 나갔을 때 어머니가 고열에 들뜨자 히포크라테스는 어린 소견이지만 냉수포로 그것을 시켜주어 치료했던 것이다. 질병의 원인을 신의 영향이 아니라는 것을 밝힌 지 2,400여 년이 되었다. 그렇지만 오늘날과 같이 과학이 발달된 시대에도 아직 질병에 대한 원인이 밝혀지지 않은 것이 너무 많다. 많은 약품과 치료술이 개발되었으나 사람이 자신 있게 치료할 수 있는 질병은 1%밖에 안 된다고 한다. 오히려 약품의 부작용과 수술의 후유증으로 더 큰 고통을 겪을 때도 많다. 그래서 지금도 환자가 신을 찾거나 자연요법을 주장하고 있다. 따라서 신으로부터 부여받은 우리의 손이 한층 더 그 용도를 넓힐 때가 온 것이다.

(1) 서양의 견해

서양의 대국인 로마에서 기독교가 국교가 되자 의학도 종교의 영향권에 있었다. 의학의 사례는 아니지만 망원경을 통해 지구가 돈다고 주장하다 종교재판을 받았던 갈릴레이의 일화를 상기하지 않을 수 없다. 15세기 중엽 현미경이 나오자 의학에도 비약적인 발전을 이루게 되었다. 모든 생물체는 세포로 구성되었음이 증명되었고 질병이 세균이 원인이라는 것을 발견하게 되었기 때문이다. 그래서 한동안 세균 박멸에 애를 썼다. 그러나 아무리 고단위 항생제를 만들어도 모든 병균을 물리칠 수 없을 뿐만 아니라 새로운 병원체가 자꾸 나타난다는 데 실망하게 되었다. 특히 항생제는 병균의 내성을 길러 줄 뿐 아니라 인체에 필요한 균까지 죽이고 있었다. 균은 병만 일으키지 않고 건강 유지에 이로움을 주기도 하였다. 그리고 병균만이 병의 원인이 되는 것이 아니었다.

학자들은 병의 원인을 몸 안에서 생기는 내인과 외부의 영향으로 발생하는 외인으로 크게 나누었다. 이 내인을 연령 성별 체질 등의 소인과 유전자 염색체 이상 내분비 장애 면역과 알레르기 등으로 나누었다. 외인은 영양 결핍이나 과다 물리 화학적 작용 세균과 기생충의 영향 및 정신적 요인으로 보았다. 끊임없는 연구에 따라 다른 병인이 추가될 수도 있을 것이다. 그리하여 모든 병의 원인이 밝혀질 수도 있을 것이다. 현대 의술은 머릿속까지 환히 보게 그리고 짐승의 장기를 사람에게 이식할 수도 있게 되었다. 그러나 새로운 병이 생겨 못 고치는 병이 더 많아진다고 한다. 정서장애아나 정신병자는 점점 더 늘어난다고 한다. 여기에 서양 의사들은 접촉과 포옹이 약이 되고 치료라 하고 있다.

(2) 동양의 견해

동양인의 질병에 대한 인식 역시 처음에는 신의 영역으로 보았다. 그 뒤 음양오행의 동양철학이 질병의 원인과 치료에 큰 영향을 주었다. 동양 의학에서도 병인을 내인과 외인으로 크게 나누어 생각하고 있는 것은 서양과 마찬가지다. 그러나 그 세부적인 내용은 아주 다르다. 먼저 내인을 보면 기쁘고 성내고 근심하고 생각하고 슬프고 겁내고 놀라는 것 등 7가지이다. 이것을 '희 노 우 사 비 경 공' 7정이라고 한다. 모두 감정의 변화에 의한 것이다. 이 7정이란 내인을 음양오행에 맞추기 위하여 다시 다섯으로 분류하고 있다. 또 외인을 보면 바람 추위 더위 습기 건조함 불 등 6가지로 되어 있다. 이것을 '풍 한 서 습 조 화' 6음이라고 한다. 이것 역시 5행 이론에 맞게 하기 위하여 다섯 가지로 하고 있다. 하기는 근심이나 생각, 근심이나 슬픔, 놀라움이나 공포, 습기나 더위, 건조함이나 불은 각각 한 가지로 여겨도 큰 무리가 없을 것 같다. 그러므로 내인과 외인을 5행에 따라 다섯 가지로 나눌 수 있다. 그러나 일곱 가지 색깔을 5색으로, 4계절을 5계절로 나누는 등 모든 것을 5행에 맞추는 데는 억지스러움이 있다. 그렇지만 질병에 대한 황제내경의 이론은 아직도 성서처럼 여겨지고 있다. 아니, 음양오행에 대한 철학적인 관념은 오히려 서양 의학의 이론을 뛰어넘는 것이 많다. 순환기 장기인 비장을 소화기로 취급해 약을 써서 양약으로 못 고치는 병을 한약으로 고치고 있다. 양의학에서 대장과 대장을 단순히 소화기로만 여기더니 요즘은 한의사들처럼 저항력에 크게 작용하는 것으로 보게 되었다. 근육도 그동안 서양 의학에서는 기관으로 인정하지 않았는데 지금은 동양 의학에서처럼 장기의 하나로 보게 되었다. 과학은 실질적이었으므로 동양의 철학적인 관념이 증명되기까지 시간이 걸렸던 것 같다. 동양 의학에서는 병인에 유전이나 세균 같은 것은 아무 데도 속해 있지 않다. 질병의 원인을 6음과 7정에 작용하는 기로 보고 있다. 기를 병인으로 하는 황제내경에서는 일찍부터 풍요로운 중부지방 사람들의 질병에는 수기 요법이 적합하다고 하였다. 과연 비만을 걱정하게 된 지금은 당뇨나 고혈압과 근골격계 질환에 수기 요법이 큰 역할을 하게 되었다.

(3) 우리의 견해

집에 나쁜 일이 생겼을 때 액을 만났다든지 동티가 났다든지 부정을 탔다고 하였다. 역시 신의 비위를 거슬러 일이 일어났다는 뜻이다. 그래서 병이 나면 악신을 쫓아내기 위해 푸닥거리나 굿을 하고 경을 읽었다. 불교에서는 사람이 겸손해지기 위해 병을 외투와 같이 여겨야 한다는 말도 있다. 질병은 퇴치하기보다 함께 지내야 한다는 생각이 깊었던 모양이다. 한편 병이 생기면 감기니 체기니 하여 기가 잘못되어 발생한다고 여겼다. 따라서 웬만하면 그대로 견디었다. 우리나라 사람들은 병을 깔봄으로 그것을 이길 수 있다는 생각이 있었는지 모른다. 나병을 문둥병, 구강염을 아구창, 결막염을 개씨바리로 낮추어 불렀고 인체의 명칭도 대가리, 목줄띠기 등으로 불렀다. 서양에서 메두사 캡(medusa cap)이니 한센 씨병이니 하여 신이나 연구자의 이름을 사용해 병명으로 하한 것과는 달랐다. 우리 국민이 강건하여 초강대국에 둘러싸여 있지만 반만년의 고유한 역사를 이루었다.

비록 저서는 남아있지 않지만 백제 시대에는 많은 의학박사가 있었다는 기록이 있고 고려 시대에도 과거제에 의시가 있었다고 한다. 따라서 우리나라의 질병에 대한 문헌은 역시 동의보감으로 귀착되게 된다. 그런데 우리는 문화의 재정립기에 있어서인지 그 명칭만 놓고도 향약이냐 동양 의학이냐 한방이냐 동의이냐에 대한 논란이 많다. 그러나 허준 선생의 동의보감만은 유네스코의 문화재로까지 등재될 만큼 국제적으로 인정받는 의서이므로 참고에 손색이 없다. 사실 동의보감만큼 체계를 갖춘 의서는 동양에서 찾기가 어려웠다. 중국의 이정이 지은 의학 입문이란 방대한 의서가 있지만 동의보감처럼 우리 특성에 맞게 되어 있는 것은 아니었다. 또 이제마 선생은 사람의 질병의 원인을 단순히 6음과 7정의 종래 형식을 완전히 벗어나 체질에 의한 것임을 주장하고 있다. 독창적인 생각이 아닐 수 없다. 이것은 서양 의학에서 말하는 내인 가운데 체질에 관한 것과는 다른 것이다. 그러나 여기에서도 수기 요법에 대한 기술이 빠져 있다. 그렇지만 동의보감을 쓴 허준 선생을 주인공으로 한 소설에는 수기사에 대한 기록이 있다. 허준 선생의 아버지가 수기 요법을 했다는 것이다. 히포크라테스의 아버지를 떠올리는 일이다. 허준 선생에 대한 전기소설이었으므로 작가가 지어내서 썼을 리는 만무하다. 안마가 일제하에서 우리나라 시각장애인들에게 보급되었지만 그것이 지금은 다양하게 발전을 이루어가고 있다. 시각장애인들은 고유의 안마 방식에서 벗어나 새로운 기술로 치료를 하고 있다. 시술소나 호텔에서의 안마가 아니라 침술을 가미하여 근골격계 질환에는 누구에게나 인정을 받을 정도로 전문 수기 요법사가 되어 있는 것이다.

우리가 사용하던 언어를 상기해 보자. 배를 두드려가며 먹었다,

등 치고 배 만지기, 꿀밤이나 한 대 먹이거나 다독거려 줘, 손이 발이 되도록 싹싹 빌어, 한가롭거든 오금이나 긁어, 장작개비 같던 삭신이 손녀가 고사리손으로 주물러 대니까 엿가락처럼 누굴누굴해졌어, 사개 육천 마디를 주물러 맞춰, 내 손은 약손… 그러니까 우리의 약손이 사대 육천 마디를 주물러 맞추고 등을 두드리고 배를 만져 병을 고치고 있었던 것이다. 조상님들이 쓰시던 말씀이 그대로 실천되었던 것이다.

(4) 기본 치료술로서의 쓰두

아무리 현대의학을 과학적인 것이라 소리를 높이더라도 병을 제대로 고치지 못하면 무슨 소용이 있을 것인가? 그런데 우리는 종종 병원에서 못 고치던 고질병을 무면허 업자에게 효과를 보는 수가 있다. 물론 우연일 수 있다. 그러나 어떤 사설업자는 어느 분야에 있어서 전문적이어서 명성을 날리는 사람도 있다. 미국의 팔머(Palmer)가 척주 교정술, 즉 카이로프라틱으로 병원에서 못 고치는 많은 난치병 환자들을 고쳤던 사실은 너무 유명하다. 그래서 종래에는 새로운 의술로 인정을 받았다. 우리나라에서도 일제 시 침구사 자격밖에 받지 못한 김남수 선생이 유명하다. 병원에서 불치이던 명사들을 많이 고쳐 의신이라는 칭호까지 받았었다. 침구사 자격 제도를 부활시키려고 무척 애를 쓰신다. 그리고 김포시 걸포리에서 난치병을 무수히 고치던 시각장애인 채경용 씨가 있었다. 차례를 기다리던 환자들로 농촌에 식당까지 생겼었다. 이러한 일들은 특히 우리 접촉술 치료사들에게 많다. 이러한 연유에서인지 대체 의학이 인정을 받아 가고 있다. 학문과 실제와 차이가 있을 수도 있는 일이다. 일류 요리사의 음식이 오히려 시골 어머니 솜씨보다 못할 때가 있고 종합 무술의 고단자가 싸움꾼을 못 당하는 수가 있다.

외람되지만 병인을 대별할 때 내적 요인과 외적 요인으로 나누는데 관리적 요인을 더하면 어떨지? 풍토병에 더하여 공해가 심해져 환경이 중요한 것이 사실이다. 따라서 병인도 내인과 외인으로 보기보다 신체적 요인과 환경적 요인으로 하는 것이 타당할 것 같다. 그런데 여기에서도 관리적 요인은 빠질 수 없겠다. 아무리 최신 고급 차라도 관리를 잘못하면 바로 수명을 다하게 되지 않는가? 어느 자동차 회사에서는 최초의 모형 한 대를 잘 관리해 지금까지 가동할 수 있도록 유지하고 있단다. 그 자동차는 회사의 명예를 지키기 위해 영구히 관리될 수도 있을 것이다. 자동차뿐만 아니라 모든 것이 관리를 잘못하면 바로 못 쓰게 되는 것도 사실이다.

아무리 건강을 잘 타고 난 사람도 관리를 잘못하면 그만이다. 그런데 건강관리에서 손만큼 사용하기 용이하면서도 효과가 좋은 것도 없다. 그리고 쓰두가 그 가치를 더하게 될 것이다. 사람의 건강도 관리를 잘하면 자동차 회사의 시제품처럼 영구히 생존할 수 있을지도 모르겠다.

2) 기본 쓰두의 효과

앞에서 수기 요법이나 기본 쓰두의 특징에서 그 효과를 설명하였다. 그런데 접촉술로 그 효과를 넓혀가는 사실도 빠트릴 수 없다. 요즘 특수교육을 담당하고 있는 학자들은 접촉술에 많은 관심을 기울이고 있다. 특히 정신장애나 정서장애아에게는 접촉술이 체계적으로 연구되어 가고 있다. 심리학을 하는 분들도 접촉술에 대하여 관심이 높다. 영양을 충분히 공급할 수 있는 젖꼭지를 가진 모형 원숭이와 신체의 결함으로 젖을 제대로 줄 수 없는 어미 원숭이를 놓고 새끼를 키우는 실험이 있었다. 영양을 충분하게 공급받을 수 있었던 원숭이가 처음에는 성장이 빠르고 건강이 좋은 듯하였으나 나중에는 차츰 질병이 많아지고 정서도 불안정하게 되었다는 것이다. 이러한 현상은 동물뿐만 아니라 인간에게도 별 차이가 없었다고 한다. 뉴욕의 한 소아과 전문병원에서 입원 아동들의 사망률을 조사하여 원인을 분석해 보니 놀랍게도 접촉 결핍이 큰 이유가 되었다고 한다. 아이를 편하게 하려고 건드리기를 삼간 아이는 빨리 사망하고, 오히려 담당 보모가 분잡스러워 흔들고 자주 건드린 아이는 건강하였다고 한다. 또 독일의 아동 전문병원에서는 개를 같이 키워가며 어린이들의 난치병을 고치고 있다고 한다. 사진 경련으로 꼼짝도 못 하던 아이가 개가 핥아주고 서로 간 피부 접촉이 생기자 거뜬하게 걷게 되었다는 말도 있다. 이처럼 신체 접촉술은 혈액순환과 신경 안정에 효과가 있었다. 뿐만 아니라 건강을 증진시키고 경락의 기를 순행시켜 체력과 저항력을 기르고 발육을 촉진하며 정서에도 효과가 있었다. 기본 쓰두에서 발바닥 중심인 용천혈을 누르면 입에 침이 솟는다. 신랑 달기를 다시 상기하게 된다. 용천혈을 자극하면 신기를 돋우어준다고 하였다. 이것은 현대의학에서 타당성을 상당히 인정하고 있다. 신장에서는 남성 호르몬인 안드로겐(androgen)이 분비되기 때문이다.

경혈학에서 용천혈부터 시작하는 족소음신경은 오장육부 가운데 콩팥 즉 신장에 속한다. 이것이 우연의 일치일 뿐이었을까! 정말 이러한 관련성을 옛 어른들이 어떻게 알고 있었는지 감탄하게 된다. 또 손바닥이 발바닥이 되도록 싹싹 빌라는 말도 그러하다.

무엇을 잘못하여 사죄를 구하려 할 때를 생각하여 보기로 하자. 마음이 초조해지면 자율신경에 의하여 저절로 손에 식은땀이 나는 것도 사실이다. 실수한 일로 문책을 당할 때 마음도 불편하지만 공연히 양손을 주체할 줄 몰라 무의식중에 손바닥을 비비거나 비비 꼬게 되는 것도 예사이다. 스님들은 손바닥을 모아 합장을 하는 것은 예로도 되어 있지만 마음의 안정을 위한 제일 기본 동작이라고 하고 있다. 따라서 용서를 위해 손이 발이 되도록 빌라는 말에는 사죄의 뜻도 있지만 무엇보다도 자기 평정부터 찾으라는 의미가 들어 있었던 것이다. 기의 보법을 시행할 때 침끝을 경락의 진행에 따라 놓으면 된다. 유주에 따라 쓸어주어도 기가 소통이 되는 것은 물론 보법이 되는 것이다. 이 기본 쓰두는 몸 전체의 90% 이상이 유주대로 시행되고 있다. 호흡도 쓰는 부위의 길이에 따라 날숨과 들숨의 비가 2배가 된다. 따라서 기공 수련의 효과도 볼 수 있다. 이처럼 기본 쓰두가 신체 건강 유지와 증진에 전반적인 효과가 있다. 따라서 자기 건강관리에 쓰두가 큰 도움이 될 것이다.

4. 기본 쓰두의 시행

무릇 건강을 위한 동작은 바른 자세에서 시작된다고 하겠다. 인체는 바른 자세를 하고 있을 때 기가 잘 통하게 되는 것도 사실이다. 본인은 이 연구를 하면서 크게 깨달은 것 세 가지가 있었다. 그것은 기의 소통과 감지와 관리이다.

첫째, 기의 경락 유주로 운행은 도로나 철도처럼 소통된다는 것이다. 교통이 굽은 길이나 삼거리, 사거리에서 잘 체증이 일어나듯 기 역시 관절이나 오금에서 막히게 된다. 따라서 몸을 바르게 유지해야 기의 소통이 원활하게 된다.

둘째, 기가 통하는 것을 시원한 느낌으로 감지할 수 있다는 것이다. 온천장의 원수나 뜨거운 콩나물국이 오히려 시원할 때가 있다. 착 가라앉아 있던 기가 통하게 되기 때문이다. 이렇게 기가 소통되는 느낌을 받으면 증세가 좋아지게 되는 것도 사실이다.

셋째, 기를 관리하여 자기 건강을 스스로도 유지 증진시킬 수 있다는 것이다. 인체에서 기의 소통을 위해 오금이나 마디를 비롯해 온몸을 시원하게 쓰다듬고 두드려주면 된다.

이것은 약이나 주사 혹은 침 뜸 수술보다 매우 쉽다. 다만 시원한 느낌을 받으며 꾸준히 실천하면 된다. 그리고 건강을 관리할 수 있는 감각을 살려 나가면 된다.

쓰두를 시작할 때도 시원한 몸가짐을 위해 등을 곧게 펴고 시선은 정면을 향하며 자연스럽게 시작한다. 몸을 바르게 펴기만 해도 트림이 나며 속이 시원해질 수 있다. 시원하다고 느끼게 되는 것은 기의 소통이 잘 된다는 신호가 아닌가? 그리고 전신을 경락의 경로에 따라 쓸어주면 그 줄기마다 내장에 쌓여있던 가스가 배출되어 피로 회복과 함께 생기가 돌게 된다. 이 기본 쓰두는 온몸의 경락을 그 유주에 따라 진행하게 되어 있다. 기의 균형으로 건강을 지키려는 동양 의학에 아울러 그 소통을 우선으로 여기던 조상님들의 기대를 이 쓰두가 부합시킬 수 있게 된 것이다.

치료란 전문가라야 하는 것으로 되어 있다. 그러나 선병자 의원이라 하여 병을 먼저 앓아 본 사람이 의사라는 말도 있다. 또 자기 병은 자기가 제일 잘 안다는 말도 있다. 세상에 단 하나뿐인 자기 생명의 관리인으로서 자신감을 가지고 역할을 해 나가기로 하자. 비전문가가 될 수도 있을 것이다. 그렇게 되자면 어느 정도 의학상식이 필요하다. 따라서 기초 의학은 상식이라 할 수 있으므로 여기에 해부와 경락의 요점을 소개하였다. 이것도 반복해 읽으면 익숙해져 도움이 되리라 믿는다. 설명이 길지만 실제로 전신에 시행하는 시간은 10~15분밖에 안 걸린다. 전신을 경락의 진행 방향으로 3~5회씩 쓸어주는 것이다.

1) 기본 쓰두의 쓸기

쓸기 즉 비비기 문지르기 긁기 밀기 후비기 쓰다듬기 같은 것을 부위에 따라 전신에 시행한다. 손이 미치지 못하는 부위에는 끈이나 수건 혹은 효자손이나 막대 같은 것을 이용할 수도 있다. 피부와 피부가 최선이지만 그 어느 것으로도 손상이 가지 않도록 시원하게 쓸어주면 된다.

흐르지 않고 한 자리에 고여 있는 물은 썩는다. 공기도 마찬가지이다. 사람의 몸 역시 오래도록 고정되어 있으면 딱딱하게 굳어지거나 욕창이 생긴다. 전에는 전신을 운동시켜 생업을 유지하던 사람들이 요즘은 일정 부위만 사용하는 직업으로 살아간다. 따라서 온몸을 하루에 한 차례만이라도 쓰다듬어 줄 필요가 있다. 그것이 번거로우면 손가락과 손만이라도 골고루 풀고 비벼주는 습관이 필요하다. 그리고 두 손을 모아 합장한 뒤 몇초 만이라도 참선의 자세를 취하며 마음의 평정을 찾는 것이 중요하다.

가볍게 쓸 때는 빠르게, 느리게 쓸 때는 무게를 실어서 쓸어야 시원한 느낌이 더해진다. 쓰는 거리와 시간은 일정하지 않지만 1초에 1~2m 정도로 한다.

(1) 팔의 기본 쓸기

풍습이나 종교 혹은 개인에 따라 접촉을 피하는 신체 부위가 있다. 그러나 현대인들은 동서양을 막론하고 대개 악수를 하거나 팔을 잡고 흔들며 인사를 한다. 따라서 팔과 손에서부터 접촉을 시작하는 것이 무난하다.

(가) 손 고르기

운동할 때 준비운동이 필요한 것처럼 쓰두에서도 손 고르기 뒤에 시작한다. 먼저 청결을 유지하기 위하여 온수에 씻어야 한다. 너무 건조하거나 물기가 있거나 차거나 굳은 것은 피해야 한다. 따라서 양손을 비비며 손가락 구석구석까지 쓸어주면 이 손 고르기 만으로도 머리까지 가벼워질 것이다. 피부 노화가 얼굴부터 나타나는 것 같지만 손이 먼저 늙는다. 그러므로 자기 손 관리는 미용에도 효과가 있다.

(나) 수3음경(팔의 전면) 쓸기

해부학상으로 팔의 전면은 차려 자세를 했을 때 몸에 붙이는 부위이다. 팔의 전면 쓸기는 자기의 반대편 손바닥으로 겨드랑이에서부터 훑어 내리듯 쓸어 손가락 끝까지 3~5회 하면 된다.

★ 해부학적 기초

이 부위에는 액와동맥과 액와임파선 등이 있다. 엄지 쪽으로는 요골신경, 중지 쪽으로는 정중신경, 소지 측으로는 척골신경이 분포한다. 큰 근육으로는 상완이두근 및 팔과 손을 구부리는 굴근들이 발달해 있다. 손목 바깥쪽의 요골동맥은 질병을 진찰하는 데 가장 요긴하게 쓰이고 있다. 진찰술이 발전하여 머릿속까지 환히 들여다보듯 하는 이 시대에도 맥진이 사라지지 않고 있다. 맥진에 대한 신뢰가 우리에게 얼마나 깊게 뿌리박혀 있는지 알 수 있다. 진맥을 보다 정확하게 하기 위해서 겨드랑이의 액와동맥이나 팔오금의 주와동맥 등도 응용된다. 뼈는 위팔뼈 하나와 아래팔뼈 2개 그리고 손목뼈 8개 등 11개의 뼈가 근육과 피부에 싸여 있다.

★ 경혈학적 기초

이 경혈을 다스리는 일이야말로 건강관리의 기본이 된다. 팔의 전면 엄지 측에는 수태음폐경, 소지 측으로는 수소음심경, 그 중간 부위에는 수궐음심포경

등 소위 수3음경이 분포하고 있다. 가슴 외측과 액와부에서부터 시작하여 팔의 내면을 거쳐 손가락 끝으로 흐르고 있다. 거기에 분포하는 경혈은 폐경에 11개, 심경에 9개, 심포경에 9개 등 모두 29개이다. 기가 허하거나 실하면 병이 되는데 유주 방향으로 쓸면 그 보사법이 된다. 침과 지압, 뜸 등으로 다양한 보사법이 시행되고 있다. 그러나 이 쓸기 하나로 그 보사가 이루어지는 것이다.

★ 쓰는 방법

겨드랑이에서 손끝까지 정성껏 쓸어주기만 해도 된다. 그러나 보다 효과를 높이려면 몇 가지 방법을 익혀가며 하는 것이 좋다. 수3음경을 모두 손아귀로 감싸 쥐고 그 기시부에서부터 정지부인 다섯 손가락 끝까지 쓸어내린다. 방향을 바꾸거나 멈추지 말고 곧게 쓸어내리도록 한다. 이때 팔이 외측으로 벌어짐과 함께 흉곽이 넓어져 자연히 숨을 들이마시게 된다. 이 숨을 처음에는 가슴에 양껏 흡입한 다음 잠시 정지시켰다가 배꼽과 치골 사이인 단전에 모은다. 아랫배가 불룩 올라오며 숨이 가빠지게 된다. 길게 참으면 땀까지 솟게 된다. 그런데 여러 차례 계속하면 내공이 쌓여 흡기의 양도 많아지고 참을 수 있는 시간도 길어지게 될 것이다.

★ 효과

앞에서 수기술이나 쓰두의 특징과 효과에서 대체적인 효험은 언급이 되었다. 그런데 팔 쓸기에는 우선 해당 부위의 가벼운 통증이나 기능장애를 풀어준다. 소화기와 호흡기나 순환기에 적응되는 경혈에 기를 소통시켜 그 이상 상태를 정상화해 준다.

부작용에 대해서는 거의 안심해도 된다. 그러나 유방암 때문에 임파선이 부어 있을 때는 피해야 한다. 또 피부암이나 골암 등 악성 종양이 있을 때에도 금해야 할 것이다. 피부병도 경우에 따라 도움이 되는 수도 있으나 세균성은 병세를 악화시킬 수 있다. 자기 몸에 시행하는 것이므로 상태를 세심하게 살펴 가며 하면 된다.

(다) 손가락과 손 쓸기

팔 내면 쓸기에서 후면으로 그대로 이어갈 수 있다. 그러나 여기에서 손이 중요하므로 나누어 보다 비중 있게 시행한다. 수3음경을 쓸어내린 손으로 다섯 손가락 마디, 손바닥, 손등의 구석구석을 쓸고 비비고 조르기를 하여 손에 온기가 돌고 부드러워지도록 한다. 그다음 관절을 굽히고 펴며 벌리고 오므리는 운동을 5~7회 반복한다.

★ 해부학적 기초

요골동맥과 척골동맥이 여러 가지로 나누어지고 손가락의 측면으로 통하여 모세혈관으로 이어진다. 그리고 그 말단에서 정맥혈관으로 연결되어 다시 심장 쪽으로 향하게 된다. 이 부위의 신경은 요골신경, 정중신경, 척골신경이 그대로 연장된다. 그리고 바닥 쪽으로는 움켜잡거나 손가락을 굽히는 근육이, 손등으로는 신근과 배측골간근 등이 발달해 있고, 등에는 이것을 펴는 근육들이 작용하고 있다. 이곳에는 혈관이나 신경 근육이 작고 세밀하게 분포해 있다. 그런데 여기에서 엄지의 역할이 대단히 중요하다. 짧지만 튼튼한 근육으로 둘러싸여 있다. 그리고 구상관절에 의하여 여러 가지로 작용할 수 있다. 손에는 다양한 기능을 위하여 여러 관절과 뼈가 있다. 눈으로 확인이 되는 뼈만도 19개나 된다. 뼈가 많으니 관절도 많다. 4대 6천 마디가 쑤신다고 하였는데, 관절염으로 통증이 있는 사람은 6만 마디가 쑤시는 것 같았으리라. 손은 그 기능이 다양할 뿐 아니라 모양도 각각이라 지문이나 손금은 특별한 용도로도 쓰인다.

★ 경혈학적 기초

해부학상으로 다시 보면 손의 내측은 새끼손가락 쪽이 되고 외측은 엄지 쪽이 된다. 손바닥쪽, 즉 전면으로는 수3음경의 끝이 손가락으로 가 멎고, 손가락과 손등 즉 후면에는 수3양경이 출발한다. 이들 수3음경의 혈 6개와 수3양경의 혈 10개는 기를 보와 사를 위주로 하는 5행침이 긴요하게 쓰인다. 원혈 낙혈 극혈 모혈 유혈 등 요혈을 따져 치료하는 사람들도 선용하는 혈들이다. 수지침에서는 온몸에 있는 경혈이 손에도 있다고 보는 것이다. 우리는 손이 발이 되도록 신령님께 빌어야 복을 받게 된다는 뜻을 다시 한번 생각해야 할 것이다.

★ 쓰는 방법

자기 손으로 손가락과 손바닥 그리고 손등을 말단에서부터 쓸고 비비고 조르며 굽혀 펴기를 한다. 처음에는 표면에 넓게 하다가 강도와 속도를 높여 세부적으로 해 나간다. 말단과 관절 그리고 골간 구석 등을 빠뜨리는 곳이 없도록 골고루 시행한다. 이때 팔을 쓸어내리며 들이마신 숨은 한껏 참다가 쓸어 올리면서 뱉는다. 이 호흡만으로도 전신이 후끈거리고 땀이 솟을 수 있다. 그 양과 시간을 늘려나가면 단전호흡의 효과를 높일 수 있을 것이다. 이렇게 하다 보면 몸에 이상이 있으면 어느 곳이 아프거나 운동이 자유롭지 못한 곳이 나타난다. 이것을 계속할 필요가 있다

중풍일 때 열 손가락 끝의 10선 혈에 사혈을 시키는 것, 급체 때에 4관을 터주는 것, 고열로 경기를 일으킬 때와 복학일 경우 손가락 끝이나 마디를 따주는 일은 널리 시행하던 일이다. 그러나 침은 준비가 있어야 한다. 그렇지만 맨손으로 강하게 쓸고 비벼도 효과가 있다. 두통이나 치통이 있을 때 손끝 특히 손톱 뿌리 부분들을 비벼주거나 이빨로 지그시 깨물어주면 거짓말처럼 금방 통증이 사라지는 때가 많다. 체기와 몸살감기일 때 곧 증세가 가벼워진다. 선단 이상이나 관절염에도 구석구석 골고루 꾸준히 쓸고 비벼주면 효과가 있고 관련 질병의 예방 효과도 있다.

＊삼가야 할 점

피부병이나 종창 등, 부스럼 같은 것이 있을 때는 피해야 한다. 그리고 피부가 약한 사람은 부드럽게 해 나가도록 한다.

(라) 수3양경(팔의 후면) 쓸기

여기에서도 해부학적으로는 후면이며 일반적으로는 외면이다. 손 쓸기의 다음으로 이어진다. 손을 쓸어올리면 흉곽이 좁아지는데 따라 참고 있던 숨을 토하듯 입으로 내쉬며 팔의 등 쪽을 쓸어 귀까지 간다. 귀를 충분히 비벼주어 후끈후끈 해지도록 하는 것이 중요하다. 공기를 다 토한 채 숨을 참으며 귀를 비비는 동안 입에 침이 고이는데 이것을 다음 동작으로 이어갈 때 삼키도록 한다.

★ 해부학적 기초

상부에는 승모근과 삼각근 그리고 상완삼두근이 크게 발달해 있다. 혈관은 어깨 부위에는 후상완 회선동맥과 견관절 동맥망이 분포하고 주관절 부위에는 주관절 동맥망이 순환하며 손목 주변에는 완관절 동맥망이 형성되어 있다. 신경은 상부에는 견갑상신경과 액와신경, 주관절 부위에는 후상완피신경, 중심부로는 정중신경, 완관절 부위에는 척골신경과 요골신경 가지가 분포하고 있다.

★ 경혈학적 기초

요골 측으로는 수양명 대장경, 중심 측으로는 수소양 삼초경, 척골 측으로는 수태양 소장경이 팔의 후면을 거쳐 얼굴로 향하고 있다. 이 수3양경에 있는 경혈 수는 대장경에 20개, 삼초경에 23개, 소장경에 19개 등 총 62개이다. 그러나 손에 있는 혈과 목 그리고 얼굴에 있는 혈을 제외하면 40개 정도의 혈이 포함된다. 어깨부터는 쓰는 손을 벌리는 데 따라 혈이 더 포함될 수 있다.

★ 쓰는 방법

손 쓸기의 동작을 이어 팔의 후면과 목을 거쳐 귀까지 쓸어 올라가 귀와 그 주변을 비벼준다. 이때 손을 쓰는 동안 참았던 숨을 토하듯 내뿜으며 쓸어 올리는 손이 귀에 이를 때까지 이어간다. 체내의 공기와 불순물까지 배출시킨다는 목적으로 시행해 나간다. 이렇게 하자면 배를 움츠리고 몸을 굽히게 되는데 가능한 한 바른 자세를 유지하도록 한다. 내장과 뱃살만 등에 붙이며 오그리도록 한다. 호흡으로 양생법을 익히는 사람들은 들숨보다 날숨 시간을 길게 하고 있다. 그리고 그 표준을 대개 1:2로 하고 있다. 여기에서 팔의 후면 손목에서 귀까지의 길이가 전면 손목에서 액와의 배가 된다. 따라서 날숨 시간이 들숨 시간의 배가 된다. 그런데 그 효과를 높이기 위해 숨을 더 길게 뱉어내도 된다.

기공이나 요가의 효과까지 볼 수 있게 되어 있다. 또 귀를 비비면 침샘까지 자극하여 타액 분비를 촉진시킨다. 귀를 부빌 때 자기도 모르게 입에 침이 고이게 되는 것이다. 다른 양생술에서 볼 수 없는 효과이다. 이것은 소화력을 촉진시키고 구강 보건에도 효과가 있다. 사망 시 먼저 침이 마르게 된다고 한다. 입에 침이 마르면 균들의 서식이 촉진되어 각종 질병의 원인이 된다. 따라서 침샘의 기능이 왕성하면 보다 오래 연명할 수도 있겠다. 이러한 연유에서 관련된 말도 되겠지만 침에는 장수 호르몬이 들어 있다고 하였다. 그리고 귀에 있는 경혈을 자극하는 것은 이침 효과까지 겸하게 되는 것이다. 귀는 5장 가운데 신에 속한다. 동양 의학에서는 신장을 생명의 원천으로 보고 있다 귀를 자주 비벼주면 정력까지 좋아진다는 말에 근거가 있었던 것이다.

* 삼가야 할 점

처음에 귀를 부빌 때는 고통스러울 수 있으므로 약하게 시작하여 강도를 높이도록 한다. 중이염 등 귀에 질병이 있을 때는 삼가야 한다. 숨을 참는 시간을 늘려가며 손이나 귀의 쓸기를 더해 가게 되는데 도중에 현기증이 생기면 쉬었다 하도록 한다.

(2) 몸통 쓸기

목과 가슴을 펴고 바로 앉은 자세에서 시행한다. 앞가슴 중앙의 흉골과 등의 척추 그리고 늑골에 둘러싸인 몸통에는 우리의 생명과 직접 관계가 있는 기관들이 들어 있다. 가슴에는 심장과 폐장이 있어 다만 몇분 만이라도 그 기능이 정지되면 생명을 유지할 수 없게 된다. 배의 오른쪽 갈비뼈 밑에는 간장과 담낭이 있고 그 중앙 부위인 오목가슴 밑으로는 위장이 있다. 좌측 갈비뼈 밑으로는 비장과 췌장이 위치하여 있다. 배꼽 주위에는 작은창자가 들어 있고 그 등 쪽 척추 양측에는 신장이 있으며 여성들은 그 이웃에 난소를 가지고 있다. 아랫배에는 큰창자와 방광이 있고 여성에게는 자궁, 남성에게는 항문 안으로 손가락 하나 길이에 전립선이 위치해 있다. 가슴은 단단한 뼈에 둘러싸여 자극이 어렵지만 배에 있는 장기들은 손으로도 어느 정도 자극을 줄 수 있다. 어머니의 손이 약효를 발휘할 만큼 접촉 자극이 용이한 부위이다. 우리는 이 중요한 내장들을 쓸고 비비며 목수가 연장을 손질하듯 스스로 자기를 관리할 수 있어야 하겠다.

(가) 몸통 전면의 정중선(임맥경)을 기준으로 쓸기

몸을 바로 한 다음 치골 부위에서부터 아랫입술 중앙까지 쓸어 올라간다. 양손의 촉지와 중지를 포개거나 맞댄 다음 곧게 쓸어올린다. 여기서도 호흡을 맞추는 것이 중요하다.

★ 손 고르기

팔 쓸기 때의 손 고르기와 같다.

★ 해부학적 기초

혈관과 신경 그리고 근육을 쓸어 올라가는 부위에 따라 살펴보기로 한다. 복부에서는 복벽 동정맥이 가슴에는 내흉동맥, 목 부위에는 갑상선동맥과 쇄골하동맥이 있고 아랫입술에는 하순동맥이 분포한다. 신경은 치골 부위에는 장골 서경신경, 하복부에는 장골 하복신경, 기해혈과 중주혈 위로부터 가슴 대부분에는 늑간신경, 흉부의 상부에는 쇄골신경, 목에는 설하신경과 경피신경 그리고 아랫입술에는 3차 신경의 하지가 분포하고 있다.

근육은 임맥경이 지나가는 복부에는 백선이 있고 신경의 경로에는 복직근이 발달해 있다. 흉부로 올라가면 흉근과 늑간근이 대부분이며 입술엔 구륜근이 발달해 있다.

배에 힘을 주면 드러나는 근육이 있는데 이것이 복직근이다. 배꼽 양편에 발달해 있는 이 근육은 몸을 굽히는 작용을 한다. 이 복직근 사이에 세로로 줄이 지는데 이것을 백선이라고 한다. 해부학에서 몸의 부위를 나눌 때 앞 정면에서 그 중앙에 선을 그은 것을 전정중선이라고 한다. 얼굴의 미간과 인중 그리고 배꼽과 백선을 지나는 가상의 줄을 말한다. 배꼽 부위에서 맥이 크게 뛰는 것을 볼 수 있는데 이것은 병적인 것이 아니다. 복대동맥이 감지되는 경우가 대부분이다. 복직근은 몸을 움직일 때도 중요한 역할을 하지만 복부에 있는 내장들을 잘 감싸 보호하고 지탱해 준다. 차력이나 기공을 쌓은 사람은 광대들이 총을 쏘아도 뚫지 못할 만큼 튼튼한 근육이다. 정맥류가 심한 사람은 여러 뱀들이 머리를 쳐들고 있는 것 같은 형상을 보이게 된다. 서양인들이 신화에 나오는 메두사란 신의 모자와 같다고 하고 있다.

★ 경혈학적 기초

임맥경은 몸통의 앞쪽 중앙선 즉 전 정중선에 있다. 항문과 음부 사이의 회음혈에서 시작하여 아랫입술 가운데에 있는 승장혈까지 24혈이 있다. 임맥경은 모든 음맥의 집합체로 그 근원이 된다고 하였다. 이곳에 있는 경혈들은 모두 치료와 진단에 중요하지만 그 가운데서도 기해혈과 중완혈 그리고 전중혈을 더 꼽는다. 치골과 배꼽 사이의 혈은 단전으로, 명치와 배꼽 사이의 혈은 중와으로, 양 젖꼭지 중간에 있는 혈은 전중으로 기의 조절에 효과가 커 치료에도 많이 응용

된다. 그리고 원혈, 극혈, 낙혈 등 치료 효과를 올리는 요혈 가운데 복부의 모혈들이 중요하다. 또 임맥경의 좌우에 인접하여 나란히 상행하는 족소음신경 17혈도 여기에 포함된다. 따라서 이 부위가 후천의 기 즉 음기를 다스리는 중심이 된다. 배를 쓸어주어 병을 고쳐주시던 어머니의 손이 약손이 되었던 사실도 기억할 만하다. 이곳에는 저항력에 역할을 하는 림프도 많다. 양의학에서는 그동안 소장과 대장을 소화기관으로만 취급하였다. 동양 의학의 선천의 기나 후천의 기가 어떠니에 대해서는 근거가 없는 일로 알았다. 그런데 복부에서 인체 저항력에 큰 역할을 하고 있다는 것을 발견하였다. 뿐만 아니라 장은 제2의 뇌라고까지 말하고 있다. 소장과 대장의 역할이 전신 활동에 있어 뇌와 못지않은 중요한 기능을 갖고 있다는 것이다.

＊ 쓰는 방법

항문과 생식기 사이인 회음혈에서부터 시작하게 되어 있다. 그러나 불편을 감안하여 치골 중앙에서 쓸어올리기 시작한다. 양손의 촉지만 포개고 중지를 나란히 붙인 다음 아랫입술 중앙까지 쓸어 올라간다. 이렇게 하면 임맥경 좌우에 손가락 하나의 폭 옆에 있는 족소음신경과 함께하게 된다. 족소음신경이 가슴으로 올라가면서 거리가 멀어지는데 그 폭에 따라 다른 손가락까지 사용하면 전체를 쓸어 올리기가 가능하다. 팔꿈치와 손목을 돌려가면 계속 이어서 곧게 쓸어 올릴 수 있다. 이때 머리를 약간 뒤로 제치면 확대되는 가슴과 함께 흉곽이 넓어진다. 가슴을 펴며 숨을 마음껏 들이쉰 다음 공기를 아랫배로 모아 가능한 한 참는다. 흉식, 복식호흡에 단전호흡까지 하는 것이다. 서서 생활하기 때문에 생기는 위하수나 치질을 치료할 목적일 때는 거꾸로 매달려 이 방법을 실행할 수도 있다. 그러나 처음부터 무리하게 하거나 단기에 효과를 기대하면 안 된다.

습은 냉증을, 습냉의 담은 염증으로 이행하여 각종 병인이 된다. 염증으로 악화되면 열이 오르고 붓고 붉어지며 통증이 일어나고 제 기능까지 장애의 5대 증상이 나타난다. 배를 쓸고 비벼주면 이 염증을 예방하고 치료에도 효과가 있다. 내장에는 임파선이 발달하여 소화 흡수는 물론 인체 저항력에 큰 역할을 하고 있다. 임맥경과 족소음신경의 경혈들은 주로 비뇨기 생식기 소화기에 좋다. 꾸준히 쓸고 비비고 눌러주면 생리불순, 과민성 방광, 과민성 대장과 위장병 등 소화기질환에 효과가 크다. 그리고 가슴과 목에 관련하여 가슴앓이나 기관지염 천식에도 효과가 있다. 어린아이들은 외부 환경에 적응이 잘 안되어 밤을 낮으로, 낮을 밤으로 알고 생활 리듬을 찾지 못할 때가 있다. 또 장염이 심하여 설사를 계속하면 아이들은 신경이 날카로워 보채며 병치레를 잘하였다. 이때도 어머니의 손이 효과를 잘 나타냈다. 양의학에서는 복부와 가슴에서 작용한다는 삼초경을 실체가 없다고 여겼다. 그러나 여기에 많이 분포된 림프가 신진대사에 크게 작용하고 저항력으로 질병 치료에 효과가 많다는 사실이 밝혀진 것은 몇 번이고 다시 생각할 만하다.

★ 삼가야 할 점

개구리가 뜨거운 물에 들어가면 바로 뛰어나와 살 수 있지만 미세하게 온도를 높이면 감각이 없어 죽게 된다는 말이 있다. 우리의 병세도 급성일 때는 바로 대처하지만 만성으로 진행되면 손을 쓸 시기를 놓칠 때가 많다. 그런데 매일 한 번이라도 이곳을 슬다 보면 내장에 생기는 병을 일찍 발견할 수 있다. 따라서 쓸어 올리는 손끝에 신경을 집중해야 한다. 부기나 통증이 감지되는 곳과 고결물이 있을 때는 삼가야 한다. 차츰 증세가 좋아질 때는 계속하지만 악화될 때는 다른 조치를 취하도록 한다.

(나) 얼굴 쓸고 비비기

김대중 대통령은 얼굴을 쓰다듬어 건강을 관리한 것으로 유명하다.

"40대가 되면 자기 얼굴에 책임을 져야 한다."는 말이 있다. 임맥경을 쓸어 올린 양 손바닥으로 얼굴을 착 감싸고 온기가 느껴질 때까지 골고루 쓸고 비벼준다. 얼굴은 대개 둥근 모양이므로 쭉쭉 쓸기보다 비비게 된다. 정중선을 쓸어올리면서 들이마신 숨을 참으며 귀를 쓸면 입에 침이 생기는데 이것을 가능한 한 오래 참고 있다가 내리쓸 때 삼키도록 한다.

★ 해부학적 기초

목을 통해 올라온 내경동맥의 가지들이 후두와 혀에 분포하며 얼굴에는 안면동맥이 퍼져있다. 겉에 보이는 정맥은 외경 쪽으로 내려가고 얼굴과 목에서 내려오는 것은 내경정맥으로 내려간다. 신경은 주로 3차 신경과 안면신경의 지배를 받고 있다. 근육은 표정근이 섬세하게 발달해 있고 눈 둘레에는 안륜근, 입 둘레에는 구륜근이 있어 오므리고 벌리는 운동을 한다. 그리고 측두골과 접형골에서 시작하며 아래턱에 이르는 저작근은 아주 강한 근육이다. 얼굴에는 중요한 감각기가 있다. 시각 청각 후각 미각을 비롯하여 손끝보다 더 예민한 촉각도 가지고 있다. 혀나 입술은 몸의 어느 부위보다 촉각이 발달되어 있다. 또 귀에는 청각 외에도 평형감각이 있고 공간감도 잘 느끼도록 되어 있다. 또 이러한 감각기관들은 바로 뇌와 연결되어 있다. 이것은 마치 정부의 중요 부서를 최고 지도자 가까이에 놓고 통치 효율을 높이려는 것과 같을 것이다. 그리고 눈이나 귀나 코나 혀는 뇌와 가까울 뿐 아니라 통로가 열려있는 편이라 상처를 깊이 입거나 염증이 심해지거나 악성 종양이 생기면 바로 뇌에 심각한 영향을 미치게 된다. 또 한방에서는 귀는 수로 신장, 눈은 목으로 간장, 혀는 화로 심장, 입술은 토로 비장, 코는 금으로 폐장으로 나누어 그 상태에 따라 병세를 진단에 활용된다.

★ 경혈학적 기초

얼굴에는 수3양경의 마지막 혈들이 멎고 족3양경의 기시혈들이 있다. 모든 양 경락의 으뜸인 독맥경도 얼굴의 중심에 이르고 음경락의 으뜸인 임맥경은 아랫입술 중심인 승장혈에 와 멎는다. 눈의 안쪽에서는 정명혈을 시작으로 족태양방 광경, 바깥쪽에는 동자료를 시작으로 족소양담경, 눈의 아래쪽에는 승읍혈을 시작으로 족양명위경이 이어 나간다. 이 족3양경의 경혈 수는 전신의 음 경혈 121 개보다 30개나 많다. 다른 양 경락들도 눈 주위에 이어져 양기의 집합이 된다. 인체를 천금이라고 한다면 눈을 990금이라고 하였다. 관상에서 얼굴의 모습은 그 사람의 과거를, 안광으로는 장래를 본다는 말도 있다. 경혈에서도 눈의 중요 성이 나타나 있는 것 같다.

★ 쓰는 방법

얼굴에는 눈 코 입 등 굴곡이 있어 쓸기보다 비비고 문지르기가 적합하다. 임 맥경을 쓸어올려 아랫입술까지 올라온 손의 오른손으로는 우측 안면, 왼손으로 는 좌측 안면을 쓸고 비비고 문질러 준다. 피부가 상하지 않도록 표피보다 심층 에 힘이 가게 조심해서 한다. 양손을 넓게 펴서 얼굴을 감싸고 처음에는 부드럽 게 하다가 점차 깊고 빠르게 한다. 귀까지 비벼주려면 한 번에 전체를 하기가 어 려우므로 양손을 좌우 상하로 조금씩 옮겨가며 빠짐없이 한다. 이와 동시에 안 구와 혀도 상하 좌우 및 회전 운동을 시킨다. 귀를 보다 비중 있게 하기 위하여 따로 비벼도 좋다. 시간이 조금 지나면 귀와 얼굴 전체에 열이 오른다. 이때에 입 에 침이 고이는데 임맥경을 쓸어올리면서 들이마신 공기와 함께 참고 있다가 족양명위경을 쓸어내리면서 숨은 입으로 토하고 침은 삼킨다. 복근을 한껏 등 쪽으로 수축시킨다. 배꼽이 척추에 닿게 되는 느낌으로 하면 더욱 효과적이다. 익숙해지기 전에는 임맥경과 얼굴을 각각 익힌 다음 연결하면 된다.

★효과

피로할 때는 잠시 눈을 굳게 감았다 떠도 도움이 된다. 그 사람의 건강은 안색으로 바로 나타난다. 따라서 안색을 좋아지게 하면 전신의 건강도 좋아질 수 있다. 혈색이 좋은 얼굴이 되도록 잘 쓸고 비벼주면 전신의 건강도 좋아질 수 있다. 가벼운 두통이나 치통에도 바로 효과가 나타날 때가 있고 과민성 비염에도 얼굴 비비기를 꾸준히 계속하면 코가 뚫린다. 이명이나 난청 어지럼증에도 귀 부위를 꾸준히 비비고 문질러주면 증세가 호전된다. 늘어나는 잔주름도 줄어들고 피부도 고와진다. 주근깨, 여드름에도 어느 정도 효과가 있다. 노년에 이르면 검버섯이 생기는 경우가 있는데 미리부터 안면을 쓸고 비벼주면 피부와 근육의 신진대사가 촉진되어 불순물이나 나쁜 지방조직이 자리 잡을 겨를이 없게 된다. 건성이나 지방성 피부에도 정성을 들여 쓰두를 계속하면 효과가 있다. 그러나 가장 두드러진 효과는 스스로의 노력으로 자기 얼굴에 책임을 질만큼 가꾸어 나갈 수 있다는 자신감이다.

★ 삼가야 할 점

비록 얼굴은 목숨과는 직접 관계가 없으면서도 생명만큼 중요한 부위이다. 그러므로 접촉하는 손을 청결하게 해야 한다. 안질이나 비염과 중이염은 피해야 한다. 이 밖에도 외상이 있을 때나 피부병, 종양 같은 것이 있을 때는 삼가야 한다. 자율신경성 두통으로 증상이 더해질 때도 주의해서 해야 한다.

(다) 위경 쓸기

바로 앉은 자세를 잃지 말고 시행한다. 얼굴을 쓸던 손의 촉지나 중지를 사용하여 위경의 최상위혈인 두유혈을 스친 다음 약지나 소지로 눈의 중심 아래에 있는 승읍혈을 거쳐 목의 경동맥 줄기를 짚어 내리다가 쇄골와 중앙을 지나 유두로 해서 치골부까지 쓸어내린다. 위경의 첫 혈은 승읍이다. 얼굴에서 목과 가슴 그리고 배의 하부 치골까지 쓸며 숨은 내쉰다.

★ 해부학적 기초

혈관은 그 기시부에 안와하동맥, 두유혈에는 천측두동정맥이 분포한다. 목에 있는 인영혈에는 밑으로 경동맥, 쇄골상와의 중앙에 있는 결분혈에는 쇄골하동맥, 가슴에 있는 경혈에는 늑간 동맥이, 복부에 있는 경혈들은 주로 복벽동정맥이 순환하고 있다. 이 부위에는 림프절이 인체에서 가장 잘 발달되어 있다. 신경은 얼굴에는 안면신경과 3차 신경, 목에는 설하신경, 가슴과 상복부에는 늑간신경이 분포하고 있다. 또 하복부에 이르면 주로 장골서경신경의 지배를 받고 있다.

근육은 승읍혈은 안륜근, 두유혈에는 전두근, 목에는 흉쇄유돌근, 가슴에는 대흉근과 소흉근, 배에는 복직근이 발달해 있다. 얼굴을 이루고 있는 뼈는 거의 고정되어 있지만 갈비뼈는 숨을 쉴 때마다 조금씩이라도 움직인다. 심장은 어머니 뱃속에서부터 뛰기 시작하여 목숨이 끊길 때까지 계속된다. 심장은 한 호흡에 4번 정도 뛰므로 인체에서 운동량이 가장 많다. 또 머리에 혈액을 공급하고 있는 총경동맥은 대단히 중요한 역할을 하고 있다. 신경은 산소가 결핍될 때 가장 기능이 취약해지기 때문이다.

★ 경혈학적 기초

경락들 가운데 그 별도의 가지가 복잡하게 갈라져 있다. 다른 경락들과 서로 연결되는 가지가 있는가 하면 그 모체인 위장으로 이어져 있는 갈래도 있다. 얼굴에는 이들이 얼기설기 된 경락의 경로 중에 8개의 혈(승읍에서 두유까지), 목에는 3개의 경혈(인영에서 기사)이 있다. 또 가슴에는 7개의 경혈(결분에서 유근), 복부에는 10개의 경혈(부용부터 귀래)이 분포하고 있다. 경혈이 통하는 길은 경락이라하고 그 경로 가운데 기혈이 출입하는 곳을 경혈이라 하였다. 이것을 철도에 비유하면 경락은 철로이고 경혈은 그 요소요소에 역과 같다 할 것이다. 그리고 철길이 하나로 끝나는 것이 아니라 경인선, 장항선, 호남선 등과도 교차하며 기지창이나 화물 집하장까지도 연결되어 있다. 따라서 인체의 요소들을 고루 통하게 되어 있는 복부의 경락은 그 구조가 가장 복잡하게 되어 있다. 여기에 분포하고 있는 경혈들은 질병 치료에 중요한 것들이 많다. 경락들은 서로 호환성을 가지고 있는데 이 위경은 대장경과 같은 양명경으로 그 상호 보상성이 높다.

★ 쓰는 방법

얼굴에서 목과 가슴 그리고 배를 위경의 경로를 따라 치골부까지 쓸어내린다. 위경은 경로가 일정하지 않아 그 차례대로 따르기가 어렵다. 소지를 승읍혈에 고정시킨 뒤 촉지나 중지 끝으로 두유혈을 짚을 수 있으나 부자연스럽다. 그러나 얼굴을 감싸듯 하여 쓴 다음 목을 지나 쇄골 상부에서부터는 유두를 거치며 비교적 곧게 쓸어내린다. 경락의 경로를 네 손가락 끝이나 모지두 혹은 모지구에 보다 힘을 주어 짚으며 폭넓게 밑으로 쓸어내린다. 이때 얼굴을 비비며 입에고였던 침은 삼키고 단전에 모았던 공기를 남김없이 배출시킨다. 이 경로는 쓸기가 계단식이 되기 쉽다. 그러나 여러 차례 반복하면 같은 속도로 부드럽게 연결할 수 있다. 샤워나 목욕에서도 구석구석 맺힌 기혈을 풀어주도록 하며 부기나 고결물이 나타나는지 살피도록 한다. 끝으로 복부 전체를 몇 차례 깊이깊이 꾹꾹 눌러주도록 한다.

★ 효과

복부의 림프관이나 림프절 그리고 비자의 림프구가 저항력의 주역임이 밝혀지기 전에는 동양 의학의 음양 5행이 허구에 가까웠었다. 특히 5장 6부와 짝이 지어지지 않아 실체를 증명하기 어려웠던 3초경은 설명하기가 곤란했다. 림프의 중요성으로 한동안 림프침도 유행한 적이 있다. 복부를 쓸고 비비고 눌러주면 과민성 대장과 과민성 방광 그리고 생리불순이나 소화불량 설사 변비에도 효과가 좋다. 목의 인영혈을 풀어주면 고혈압에, 턱 밑과 목 그리고 가슴을 꾸준히 쓸어주면 기침이나 천식 등 호흡기 질환에도 효과가 있다. 순환기 질환이나 늑간신경통에도 효과가 있다. 배 쓸기의 효과는 두말할 것도 없다. 중국 당나라의 명의 손사막은 배를 쓸 때의 효과를 일찍 깨달아 실천하므로 120세의 장수를 누린 사람이었다. 지금이라고 이것이 불가능할 리가 없을 것이다.

★ 삼가야 할 점

여성인 경우 생리 중이나 임신과 수유기에는 주의해야 한다. 이 부위에는 내장의 이상 증상이 잘 감지되는 부위이므로 부종이나 통증 혹은 뭉친 것이 있는지 세심하게 살펴야 한다. 증세가 점점 악화되면 중지하고 다른 대책을 세우도록 한다. 복막염이나 충수염 혹은 열이 더 오를 대는 전문의를 찾도록 해야겠다.

(라) 족태음비경, 족궐음간경, 족소양담경 쓸기

몸통의 전면 좌우의 중심이라 할 위경을 쓸어내려 치골 부위까지 온 손을 양 옆구리로 각각 옮겨 족태음비경, 족궐음간경, 족소양담경을 쓸어 올린다. 좌우 늑골의 측면을 거쳐 겨드랑이 밑까지 부드럽게 천천히 쓸며 숨을 들이쉬도록 한다.

★ 해부학적 기초

장골능 부위에는 천장골회선동맥, 측복부 아래 부위에는 하복벽동정맥이 순환하고 있다. 또 늑골부로 올라가면 늑간 동정맥이 분포하고 있다. 신경은 복부에는 장골하복신경, 늑골부에는 늑간신경이 분포한다. 근육은 복부에 복횡근과 내외복사근이 잘 발달되어 있다. 그리고 늑골부로 올라오면 늑간근이 있다. 겨드랑 앞쪽에는 대흉근이, 뒤쪽에는 광배근이 크게 발달해 있다. 사람의 갈비뼈(늑골)는 대부분 활처럼 굽어있다. 그런데 이것이 등뼈와 가슴뼈에 붙을 때에 수평을 이루지 않고 그 측면이 아래로 처져 있다. 짧은 것, 긴 것, 앞뒤가 붙어 있는 것, 아무 뼈에도 걸려있지 않고 늑골끼리만 붙어 있는 것 등등 모양이 제각각이다. 몸을 자유롭게 굽히고 펴고 돌리며 호흡 운동까지 가장 효율적으로 할 수 있게 설계가 되어 있다. 보통 사람은 늑골이 한쪽에 12개씩이지만 11개 혹은 13개를 가진 사람이 있다는 사실도 흥미롭다. 성경에서 아담의 갈비뼈는 또 어떻게 되었던가?

★ 경혈학적 기초

이 부위에는 족태음비경의 끝으로 이어가는 경혈 가운데 9개(부사혈에서 대포혈까지), 족궐음간경의 말단 경혈 2개(장문혈과 기문혈), 족소양담경의 중간 부위에 경혈 6개(연액혈에서 오추혈 상부까지)가 있다. 이 부위에 해당하는 경락과 경혈의 분포는 복잡하다. 철도가 그 용도에 따라 건설된 형태이다. 담경이 몸통의 측면을 지날 때는 그 경로가 한층 복잡하다. 마치 난 개발지역의 교통망과 같은 모양이다. 그동안 기를 보하기 위하여 경락의 유주에 따라 쓸기를 한다고 하였다. 그런데 여기에서 다리에서 올라오는 음경락과 머리에서 내려가는 족소양담경은 흐르는 방향이 반대이다. 그러나 이 옆구리의 담경은 곧게 내려가지 않으므로 쓰두의 이론과 크게 어긋나지 않는다. 쓰두에서 경락이 진행하는 방향으로 쓸어기를 소통시키고 보해준다고 하였었다. 담경도 비경과 간경과 함께 쓸어올려도 가능하게 경혈이 분포되어 있다.

★ 쓰는 방법

똑바른 자세에서 위경을 쓸어 내린 손을 옆구리로 옮긴다. 뼘을 잴 때처럼 손을 크게 벌려 허리띠가 걸치는 부위에 얹은 다음 양손을 좌우에서 각각 쓸어 올리며 숨을 들이쉰다. 조금 쓸어올리면 늑골을 만나게 되며 벌렸던 손도 각도를 좁히게 된다. 그리고 틀어지는 팔과 함께 양 옆구리에 힘이 가해지는데 이것을 부드럽게 천천히 해야 한다. 피부와 근육이 얇고 신경이 예민하여 통증이 생길 수 있다. 후측에서 추발한 엄지가 앞으로 나오며 힘이 더해지고 계단식으로 쓸게 되는 것을 피하도록 해야 한다. 힘이 고루 가게 하며 천천히 쓸도록 해야 한다. 처음에는 어렵지만 몇 차례 이어가면 익숙해진다. 쓰는 손을 가능한 한 액와 쪽으로 높이 올린다. 이때 흉곽이 커지는 데 따라 가슴을 쫙쫙 펴며 공기를 한껏 들이마신 다음 단전으로 모은다. 숨을 참으며 액와에 숨을 머무는 동안 옴찔옴찔 항문과 성기를 운동시킨다.

★ 효과

임맥경과 위경을 쓸 때처럼 생식기, 비뇨기, 소화기, 호흡기, 순환기 질환에 효과가 있다. 이 부위 우측으로는 충수염이나 간장 질환이 잘 감지되고, 좌측으로는 변비나 자궁 질환이 잘 감지된다. 세심하게 주의를 기울여 쓰다보면 해당 장기 질환의 치료 효과와 아울러 조기 예방에도 이룰 수 있다.

늑골 부위를 강하게 자극하지 않도록 해야 한다. 늑골 부위를 여러 차례 자극하면 염증이 생기기 쉽기 때문이다. 결핵성 늑막염일 때는 바로 전문의를 찾도록 해야 한다. 습성 늑막염이 진행하여 피부와 근육과 신경과 골에 유착이 생겨 치료를 요할 때는 한꺼번에 서두르지 말아야 한다. 환부를 조금씩 풀어가며 시행한다. 늑간에다 수지를 밀착시키고 그 회복 상태에 따라 삼가해 나가도록 한다. 이 부위에는 임파선이 많이 분포하여 유방암 등 각종 병세에 따라 반응이 잘 나타나므로 잘 살피도록 해야 한다.

(마) 등 쓸기

겨드랑이 밑에 이른 손을 좌우 각각 등 뒤로 하여 척추 양옆을 엉덩이 밑까지 쓸어내리며 숨을 토한다. 그리고 호흡이 고르게 된 상태에서 이어진 동작으로 척추를 손끝으로 쓸어 올려 2요추 높이의 명문혈에 머문다.

＊ 해부학적 기초

윗부분은 견갑대동맥, 늑간동맥 등쪽 가지, 경횡동맥, 늑간정맥이 순환한다. 허리에는 요동정맥, 엉덩이에는 둔 동정맥이 순환한다. 신경은 부신경과 흉신경의 후지가 분포한다. 늑골 부위에는 늑간신경, 허리 부위에는 요신경, 둔부에는 둔신경과 선골신경이 분포한다. 근육은 상부 표층에는 승모근과 능형근이 발달해 있다. 심층에는 척추기립근이 척추 양측으로 길게 발달해 있다. 액와 위에는 광배근, 그 아래 중간 부위에는 흉요근막 하후거근, 둔부에는 둔근이 위치해 있다. 등에는 척추를 중심으로 근육이 잘 발달해 있다.

척추의 중심선에는 모든 양경락의 지배 경혈인 독맥경이 후 정중선을 따라 올라간다. 그리고 그 좌우 1.5촌에는 족태양방광경의 제1선이 위치하고 있다. 또 후 정중선 양측 3촌의 거리에는 방광경의 제2선이 거의 같은 간격을 두고 내려간다. 등에 있는 방광경의 경혈은 제1선에 22개 경혈(대저혈에서 회양혈까지)과 제2선에 14개 경혈(부분에서 질변까지)이 분포하여 있다. 그 제1선에는 12정경의 핵심혈이라 할 12개의 유혈 혹은 수혈이 분포해 있다. 또 제2선에도 그 유혈에 버금가는 경혈이 위치하고 있다. 이 경혈들은 대개 그 장기의 위치와 일치하고 있는데 해부학을 모르고 있던 시대에 어떻게 그것을 알고 있었는지 모르겠다. 또 경혈학에 대한 고서를 읽어보면 그 경로를 얼마나 자신 있게 기술하였는지 모른다. 몸을 속속들이 헤쳐 놓고 직접 눈으로 보았어도 그렇게 확신을 가지고 쓰기는 어려웠을 것이다. 우리 조상님들 역시 여기에 대한 확신을 가지고 기에 의한 치료를 계속해 왔을 것이다. 오줌만 잠시 저장해 놓는 방광을 두고 인체에서 가장 긴 경락에 5장 6부의 제일 중요한 유혈을 모두 경유하게 하며 가장 많은 경혈 수를 가지게 한 이유도 알 수 있게 될 것 같다. 유능한 건축가일수록 집의 기초를 닦기 전에 하수관부터 공을 들여 설치한다고 하였다. 조물주 역시 사람의 배설을 가장 중요시하였다는 증거가 아닐까 여겨진다. 눈의 안쪽 정명혈에서 시작한 방광경은 머리의 정중선 양쪽을 통하여 등으로 가는데 중추신경과도 가장 밀접한 관계를 가지고 있는 것 같다. 양경락의 지배혈인 독맥경 27혈은 꼬리뼈 밑에서 시작하여 척추의 중심과 머리를 거쳐 윗입술에 멎는데 그 역시 구조적으로도 상징성을 나타내고 있다.

액와에 오른손을 등으로 가게 하여 방광경의 경혈들을 넓게 쓸어내린다. 등에 분포된 방광경의 경락 두 줄을 한꺼번에 손등을 써서 쓸어내리는 것이다. 등에서는 손의 운동이 부자유하므로 무리하면 관절에 통증이 올 수 있다. 특히 액와의 높이에서 등으로 이어 쓸기가 어렵다. 그러나 천천히 시행해 나가며 가능한 한 높이를 올려 나간다. 쓸어내린 손이 엉덩이에 이르면 손등을 뒤집게 된다. 이 손끝으로 허리와 엉덩이를 꾹꾹 눌러주며 숨을 토한다.

몸통을 쓸면서 하던 숨쉬기를 되짚어 본다. 임맥경을 쓸면서 들이마신 숨을 얼굴을 비비며 참고, 위경을 쓸며 공기를 몽땅 내쉰 다음 아랫배에서 또 참는다. 그리고 옆구리를 쓸어올리며 흡기를 하여 액와에서 머물다가 등을 쓸어내리며 공기를 토하는 것이다. 호흡을 해 나가며 참는 시간을 늘려나가도록 한다. 몸통의 전면 중앙 정중선에는 음맥경, 후면 중안에는 양경의 지배혈인 독맥경이 통과한다. 이 부위를 시작에서부터 기를 순행시켜 가다가 독맥경의 명문혈에 이르러 손은 멈추게 된다. 명문혈의 위치는 대개 배꼽과 마주하고 있는 것으로 보면 된다. 쓸어올리던 손끝으로 다시 쓸어올리며 척추에 기를 몰아주며 명문혈에서 적어도 5초 이상 머문다. 짧은 시간이지만 몸을 다시 바르게 정리하며 손끝의 기가 독맥경의 마지막인 코끝을 지나 윗입술 밑 은교혈까지 소통되는 느낌을 갖도록 한다. 그리고 손이 맞는 부위를 천천히 비벼준 다음 호흡을 고르고 맺는다. 비록 수 초간이지만 요가에서 명상의 길을 생각하면 된다. 요가로 신체 교정을 하며 여러 난치병을 치료하고 정신질환까지 바로잡는다. 알려진 바와 같이 요가는 여러 부류가 있으나 크게 나누어 운동과 무념으로 이어지는 명상 혹은 참선의 두 가지가 있다. 그런데 운동과 호흡량을 고르기 위해서는 관절을 크게 굽히고 펴며 돌리고 굽히기에 무리를 가져올 수 있다. 특히 허약자나 노인에게는 무리가 갈 수 있다. 호흡을 고르는 데 있어서도 흡기와 호기를 1대 1로 하기도 하지만 들숨을 짧게 날숨을 길게 하는데 까라 그 방식이 다를 수 있다. 그리고 질병을 치료하고 무념 상태에까지 이르기에는 학교의 수업 과정과 같은, 아니 그 이상의 많은 수련이 필요하다. 그러나 이 쓰두에서는 가벼운 동작으로 무리 없이 그 목적에 접근할 수 있도록 하고 있다.

어깨와 팔의 관절의 가동이 자유로운 사람은 견갑골이나 등 전체를 자기 손으로 쓸 수 있다. 그러나 보통 사람은 흉추까지도 손이 닿지 않는다. 이럴 경우는 경락의 상호작용이 있으므로 그 부위를 빼놓을 수도 있다. 그렇지만 부족하게 여겨지면 끈이나 수건 혹은 대막대 같은 것으로 나중에 쓸고 비벼주면 된다.

★효과

몸통에는 우리의 생명을 지탱해 주는 중요한 기관들이 있다. 그 기관들의 대응 경혈의 기를 순행시키고 보해주는 일 역시 중요하다. 여유가 있는 사람들은 안마사나 지압사 같은 전문 수기사에게 몸을 풀어 건강을 증진시키고 있다. 운동선수들도 전담 마사지사를 고용하는 사람이 있다. 따라서 이 몸통 쓸기의 효과는 더 이상 말할 필요가 없을 것 같다.

쓸기는 끌기로 마치면 된다. 그러나 소화불량이나 당묘와 고지혈증 등 만성질환이 있어 더 효과를 올릴 필요가 있을 때는 두드리기나 요가 같은 것을 더해줄 수도 있다. 등과 허리 특히 척추의 명문혈 부위의 상하좌우를 광범하게 두드리면 방광경의 간유, 담유, 비유, 위유, 삼초유, 신유, 대장유 같은 유혈에 자극을 주며 치타까지 하면 치아뿐만 아니라 중추신경과 내장에도 그 기능을 촉진하는 효과를 올릴 수 있다. 옆구리와 등 쓸기에서 팔이 잘 안 돌아가지만 멈추지 말고 꾸준히 계속하면 어깨와 팔꿈치 그리고 손 마디들이 유연해져 오십견의 예방과 함께 제2의 효과도 얻을 수 있다. 그리고 단전호흡에 참선을 곁들이며 이어서 여러 가지 관절 운동은 요가의 효과도 올리게 된다. 요가의 효과를 요약하면 심신의 평정과 그 가동 범위의 확대라고 할 수 있다.

처음부터 마지막까지 바른 자세를 유지하도록 한다. 계단식이 되지 않도록 이어서 고르게 쓸어주도록 한다. 척추 양측에 있는 유혈들까지도 기가 통하는 느낌이 가도록 한다. 어느 곳에 고결물이나 압통점이 있는지 삼가서 하도록 한다. 쓸기 다음에 두드리기로 마칠 때는 주간이 적합하고 야간에는 잠을 쫓을 우려가 있다. 호흡을 깊이 하다가 도중에 어지러우면 쉬든가 멈추도록 한다.

(3) 다리 쓸기

언제나 자세가 중요하지만 몸통과 다리를 쓸 때는 활발한 기와 혈액의 순환을 위해 한층 바른 몸가짐이 필요하다. 허리를 90도로 굽혀 다리를 뻗고 시선은 정면을 향한 상태에서 시작한다. 다리 쓸기만 따로 할 때도 팔이나 몸통 쓸기를 할 때처럼 먼저 손 고르기를 한다. 그러나 팔이나 몸통에 이어서 할 때는 그럴 필요가 없다. 절에서 108배를 권하고 있다. 이것은 모든 번뇌를 사라지게 할 뿐 아니라 전신운동이 된다. 조상님들의 큰 절은 예와 함께 자기 건강을 위한 최선의 동작이었다. 다리 쓸기에서도 몸을 깊게 굽히고 펴며 큰절처럼 기공을 수련을 행하도록 한다. 호흡은 족3양경을 쓸어내릴 때 내쉬고 족3음경을 쓸어올릴 때 들이쉰다. 호기 시에 늑골 밑에서 외과까지는 흡기 시 내과에서 서계부까지 거리의 배가 된다. 날숨 시간을 들숨 시간의 배로 할 수 있다. 그리고 발바닥에서와 회음부에서는 숨을 참는다. 용천혈을 누를 때 입에 침이 고이는데 이것을 모아 삼키도록 한다. 회음부를 쓸어 기를 모으고 항문괄약근을 운동시키는 일에 유념하여야 한다.

(가) 족3양경 경로 쓸기

두 다리를 앞으로 뻗고 바로 앉은 자세에서 시작한다. 양손의 크게 벌려 수근부를 10 흉추 높이 좌우에 대고 다리의 후외측을 발가락까지 쓸어내린다. 점차 깊이 하여 얼굴이 무릎에 닿을 정도로 상체를 굽혀가며 한다. 숨은 내쉰다.

★ 해부학적 기초

해부학에서 몸을 부위별로 나눌 때 크게 몸통과 팔다리로 나눈다. 어른들이 말씀하시던 4대 6천 마디가 바로 이 팔과 다리의 뼈와 관절을 나타낸 것 같다. 하퇴에는 전측에 전경골근, 후측에 비복근이 대표적인 근육이며 발목 뒤에 있는 튼튼한 힘줄 밑동이 유명한 아킬레스건이다. 발과 발가락에는 여러 개의 작은 근육들이 있다.

혈관은 큰 근육이 발달하여 겉으로 잘 나타나지 않으나 서혜부와 다리오금인 슬괵와와 양 복숭아뼈 뒤에는 동맥이 관찰되어 진맥도 가능하다. 신경은 부위에 따라 여러 가지들이 분포하고 있으나 대퇴 후측 중심 부위에서 내려가고 있는 좌골신경이 몸에서 가장 굵고 긴 말초신경이다.

★ 경혈학적 기초

허리와 다리의 후측에는 족태양방광경, 그 외측에는 족소양담경, 그리고 전외측에는 족양명위경이 발가락 끝을 향해 내려가고 있다. 9 흉추와 10 흉추 사이의 외측 1.5촌씩의 거리에 위치한 간유 혼문혈 높이에서 시작하여 새끼발가락 끝에 지음혈까지 분포하고 있다. 총 63개의 방광경 경혈 가운데 40개가 이 부위에 위치하고 있다. 방광은 오줌통 방 자에 오줌통 광 자를 쓴다. 소변을 저장하는 역할만 가지고 있다. 여기에 12정경의 유혈이 모두 통과하므로 하수도의 기

능을 맡게 되어 있다. 담경의 혈은 측복부의 대맥혈에서 시작하여 다리의 외측

으로 내려가 네 번째 발가락 끝 외측의 규음혈까지 18개 경혈이 있다. 위경은 비

관혈에서 대퇴 상부 전면을 거쳐 두 번째 발가락 끝 외측의 여태혈까지 15개의

경혈이 여기에 있다. 이 족3양경은 눈 주위에서 시작하여 발가락 끝까지 이르고

있는 것이다.

★ 쓰는 방법

양 손바닥을 척추 좌우 갈비뼈 높이에 대고 쓸기 시작한다. 이때 수근부는 방

광경의 간유와 혼문혈 정도에 위치하고 손바닥 중심부에는 신유가 놓이게 된다.

처음에는 방광경만 해당하지만 둔부와 대퇴부로 내려가면서 뺨을 재듯 손바닥

을 벌리면 외측의 담경과 전측 상부에서부터 위경까지 쓸게 된다. 이때 다리를

앞으로 뻗은 채 몸을 숙이게 되며 숨은 내쉬게 된다. 쓰는 손이나 호흡이 멈추지

않도록 하기 위하여 경로에 따라 엉덩이와 다리를 조금씩 들어주도록 한다. 비

만도나 체형에 따라 손이 경락 전체에 미치지 못할 수 있으나 줄을 나누어 하면

된다.

★ 효과

허리 디스크의 치료와 예방을 위하여 요선관절의 운동을 권하고 있다. 근육

을 강화시켜 주는 것은 적당한 운동만큼 효과적인 것이 없기 때문이다. 이 족3

양경의 쓸기를 하려면 자연이 허리 운동을 하게 된다. 경로에 포함되어 있는 신

유와 족삼리는 장수혈로 유명하다. 위와 담은 생리학적으로도 소화기에 중요한

장기다. 앞에서도 언급하였지만 방광경은 전신 대사에 절대적인 역할을 하고 있

는 기관이다. 당뇨나 고지혈증 그리고 하지 경련이나 정맥류 같은 질환이 있을

때 다리를 쓸어주어 순환과 신진대사를 도와주는 것은 필수적인 치료법이다. 다

리는 제2의 심장이라고도 하지 않는가? 추간판의 움직임은 요통의 치료와 디스크 예방에도 효과가 있다. 다리 쓸기에서도 호기와 흡기의 비가 배가 되어 기공의 효과도 있다.

★ 삼가야 할 점

허리에 이상이 있어 운동이 불편할 때는 다리를 뻗은 채 발가락까지 쓸어내리기가 어렵다. 이럴 때는 무리해서는 안 된다. 서서히 점진적으로 진행해 나가는 사이에 정상상태에 이를 수 있으니까. 처음이라 용이하지 않을 때는 말단 관절, 가능한 쪽부터 천천히 해 나간다. 관절염이나 세균성 염증은 주의를 기울여야 한다. 다리 후측에 정맥류가 있을 때는 족3음경을 쓸어올리기에 비중을 높여서 하도록 한다.

(나) 발바닥 쓸기

다리를 쓸어내려 발끝에 이른 손으로 모든 발가락을 꼭꼭 쥐어주고 굽혔다 펴기를 5~7회 해 준 다음 발바닥으로 이어 간다.

★ 해부학적 기초

발바닥은 두꺼운 피부로 되어 있다. 체중을 분산하여 안정감 있게 몸을 지탱해 주고 보행을 계속할 수 있도록 발바닥 중심에는 아치, 즉 족궁융이 형성되어 있다. 근육은 장지굴근, 족저방형근, 저측골간근 등이 있다. 혈관은 후경골동맥의 가지가 연결되어 있다. 신경은 족저신경이 분포하고 있다.

★ 경혈학적 기초

발바닥 중앙의 용천혈은 족소음신경의 첫 경혈로 신기를 돋우어주는 데 중요하다. 2지 조갑근부 외측의 여태혈은 위경, 4지 조갑근부 외측의 규음혈은 담경, 5지 외측 조갑근부의 지음혈은 방광경의 끝 혈이다. 또 1지 조갑근부 외측의 대돈혈은 간경 그리고 그 내측의 은백혈은 비경의 첫 혈이다. 머리 쪽의 양기는 발가락 끝으로, 땅의 음기는 다시 발가락 끝에서 몸통의 중심으로 이어가게 하고 있다.

★ 쓰는 방법

발가락을 풀어주던 손으로 발바닥을 쓸게 된다. 발바닥은 피부가 두꺼워 손가락 끝에 힘을 주어 쓸어야 한다. 이때 호흡은 견딜 수 있는 한 참아가며 휴기 시간을 늘려 나간다. 엄지 끝이 발바닥 중심인 용천혈을 강하게 비비거나 압박하며 항문괄약근까지 옴찔옴찔 운동시킨다. 숨 참기와 용천혈 누르기로 입에 고인 침을 발뒤꿈치를 쓸어가며 꿀꺽 삼킨다. 그리고 족3음경 쓸기로 동작을 이어가면 된다. 보다 효과를 높이기 위하여 양손을 모아 한쪽을 꼭 잡고 문지른 다음 나머지 발을 계속해 줄 수도 있다.

★ 효과

발의 건강에 대한 중요성은 자가용 시대에 이르러 더 강조되고 있다. 발은 단순히 걷는 데만 필요한 기관이 아니었던 것이다. 요즘은 족저근막염이 흔하다. 발바닥을 풀어주면 치료 효과뿐 아니라 머리도 맑아지고 전신의 피로도 쫓아버릴 수 있다. 발과 다리는 순환기에서 작은 심장이라는 별명을 가질 정도로 중요한 역활을 담당하고 있을 뿐 아니라 경혈학적으로도 5장 6부와 통하고 있는 것이다. 따라서 발을 잘 관리해 주는 일은 전신의 건강을 증진시켜 주는 일이 된다. 용천혈을 강하게 문지르거나 누르면 입에 침이 고이며 음부에 기가 소통되는 것을 느끼게 된다. 용천에 샘 천 자가 있는 것을 이 쓰두가 증명하게 된 것인가?

이것은 새로운 발견이며 어디에서도 보이지 않던 효과이다. 요즘 타액에 점점 관심이 더해져 생명 호르몬이라고까지 말하며 입이 마르지 않도록 그 분비를 중요시하고 있다. 소련의 파블로프(Ivan Pavlov)는 개에게 먹이를 줄 때마다 종을 쳐 조건반사 이론을 성립하였다. 그 개가 먹이가 없이도 종만 치면 입에서 침을 흘리게 되었다는 것이다. 이 쓰두에서 귀를 비빌 때 입에 침이 고인다. 이것을 자주 하면 피부만 비벼도 침이 나오는 수가 있다. 입에 침이 마르지 않게 하는 것은 건강에 유익한 일이라 하겠다. 발바닥에는 족소음신경의 기시혈인 용천혈 하나밖에 없지만 신랑 달기와 같은 통과의례에 쓰이지 않으면 안 될 만큼 중요한 혈이다.

★ 삼가야 할 점

요즘은 족부 마사지가 잘 시행되며 전신의 병을 발에 생기는 반응점으로 치료하고 있다. 족부 근막염 등 다른 이상이 생기는지도 세심하게 살펴 가며 시행하도록 한다. 발은 불결해지기 쉽다. 따라서 오염되기도 쉽다. 무좀도 많다. 자기 발이라 해도 쓸기가 끝나면 술수를 청결하게 세척하거나 소독하도록 한다.

(다) 족3음경 쓸기

잔뜩 굽혔던 상체를 서서히 바로 세우며 다리의 내측 족3음경을 쓸어 올린다. 숨을 들이쉬며 서계부와 회음부에서 좌우 양손이 만나면 다시 단전에 공기를 모으고 호흡을 정지한다. 그리고 항문괄약근과 음부근의 운동을 깊게 하며 숨을 참을 수 있을 때까지 이르도록 한다.

★ 해부학적 기초

근육은 반건양근, 반막양근, 대퇴내측직근, 장지굴근, 후 경골근 등이 있다.

혈관은 하복벽동맥, 대퇴동맥, 후경골동맥 가지 등이 순환한다. 신경은 상부 표층에는 장골 서경 신경이 있고, 대퇴신경, 복재신경, 경골신경 등이 분포한다.

＊ 경혈학적 기초

족소음신경은 한쪽에 27혈씩 모두 54혈이 있다. 그런데 이 부위에 해당되는 혈은 내과 전하방의 연곡혈에서부터 치골결합 중앙의 임맥경 곡골혈에서 좌우 5푼쯤 외측으로 떨어져 있는 횡골까지 10개의 경혈이 있다. 족태음비경은 좌우 총 42개의 경혈이 있다. 그 가운데 한쪽 다리에 있는 혈은 족모지 내측의 은백혈에서 시작하여 치골결합부 정중에 있는 곡골혈 외측 3.5촌 대퇴동맥 박동부에 있는 충문혈까지 12개의 경혈이 있다. 그리고 족권음간경의 경혈은 모두 26혈이 있다. 족모지 외측의 대돈혈에서 시작하여 대퇴 상부로 족태음 비경의 충문혈 바로 아래 2촌 부위에 있는 음렴혈까지 11개 혈씩 한쪽 다리에 분포한다. 이 경혈들의 경로는 발에서 시작하여 대개 다리의 내측을 통해 가슴으로 향하고 있다. 여기에는 체기를 뚫어주는 4관혈인 태충혈을 비롯해 각종 중독증을 치료하는 축빈혈 등 중요한 경혈이 많이 분포하고 있다.

＊ 쓰는 방법

공기를 뱉어 가빠진 숨을 참으며 상체를 잔뜩 굽히고 발바닥에 유지하던 숨을 서서히 올리며 숨을 들이쉰다. 이때는 엄지를 펴기가 어려우므로 손바닥과 팔의 앞면을 사용하여 쓸어올리게 된다. 상체를 곧게 바로 세우며 다리의 내측을 쓸어올리다 보면 양손이 자연스럽게 음부에까지 이르게 된다. 양손으로 음부를 정성껏 골고루 쓸어준다. 발기에 자신이 없는 사람은 남근의 해면질 혈관의 수축성을 높이기 위한 노력이 필요하다. 고무로 만든 물총의 압력을 높이기 위하여 손잡이를 한꺼번에 잡고 쥐었다 놓았다를 반복하듯 남근을 양 수장으로 감싸고 발기 훈련을 시킨다. 여기에 대한 보다 자세한 사항은 이 책의 (제10장 우리나라 전통 접촉 치료술의 실례 가운데 9. 남성 질환을 치료할 때)를 참고로 하면 쥔다. 냉이 있는 여성은 외음부 주변을 골고루 비벼주고 꼭꼭 눌러주도록 한다. 들이마신 공기는 단전에 모으고 항문괄약근 운동을 숨을 참을 수 있을 때까지 계속한다. 기공에서 들숨보다 날숨을 길게 하고 있다. 여기에서도 숨을 내쉬며 다리 외측을 쓰는 길이가 숨을 들이쉬며 쓰는 내측의 길이의 배가 된다. 따라서 들숨보다 날숨이 자연스럽게 배가 된다.

팔 쓸기와 몸통 쓸기에 이어 다리 쓸기까지 마칠 때는 치골 부위에 있던 양손을 가슴 앞에 모으며 정신과 기의 일치로 무아 상태를 이른다. 요가를 하던 사람은 여기에서 잠시 참선의 효과를 올릴 수도 있다. 끝맺음으로 합장한 자세를 좀 더 이어가며 우리 부모님들이 손을 싹싹 문지르며 축원할 때처럼 자기의 소원을 빌어도 좋다.

★ 효과

백방으로 애를 쓰며 기침을 고치려다가 포기했던 사람이 허벅다리 안쪽 경락에 나타난 고결물을 풀고 깨끗이 낫다는 사례가 있다. 경혈탐지기나 양전자의 영향으로 경락을 탐지할 수 있게 되었다. 그러나 육안으로도 경락의 실체를 확인할 수 있을 때가 있다. 목욕을 못 하고 장기 와병 중인 환자나 기침을 오래 하는 사람은 이 대퇴 내측에 경락을 따라 줄이 나타나는 수가 있다. 생리불순인 사람은 대개 이 족3음 경락에 이상이 있다. 신경이 과민해져 약한 압박에도 고통스러워하게 되며 피하에 굵은 실을 늘어놓은 듯 줄이 나타나기도 한다. 냉증은 여성들만 있는 것이 아니다. 남성들도 냉증이 생기면 혈액순환 장애로 음낭이 과도하게 차가워지고 곰팡이까지 자리를 잡으면 습진과 함께 붓고 분비물도 흐르게 된다. 따라서 이곳을 자주 쓸어주어 경락의 소통은 물론 혈액순환에도 도움을 줄 필요가 있다. 근래에는 불임증의 원인이 남성인 경우가 많아지고 있다. 정자 수가 기준에 미달하든가 정계정맥류가 원인일 경우가 많아진다고 한다. 한 방에서는 하초가 신진대사와 정력에 중요하다. 다리 쓸기를 꾸준히 계속한 사람은 70세가 넘어서도 발기부전 치료제가 필요 없었다고 한다.

★ 삼가야 할 점

다리오금에 검푸른 핏줄이 나타나는 하지정맥류가 생길 수 있다. 방광경 쪽과 이 족3음경에 걸쳐 생기는데 그 쓸기는 다리의 후내측이 더 유리하다. 치료 효과를 높이기 위하여 이 부위를 잘 쓸어올리도록 한다. 대개 의복 위에 시행하지만 피부 위에 시행할 때는 세균 감염에 유의해야 한다. 항문이나 생식기 주변은 세균 감염에 특히 유의해야 한다. 관절에 세균성 염증이 있을 때에는 환부에 너무 힘이 가해지면 다른 조직으로 병원을 옮길 수 있으므로 삼가서 해야 한다.

(4) 내부 장기 쓸기

과연 내부 장기를 쓸 수 있을까? 서로 마찰시키면 가능할까?

경혈학을 보면 체표에만 경락이 통하는 것이 아니다. 내부 장기를 감돌며 이어 나간다. 그러므로 기를 제대로 소통시키려면 5장 6부도 쓸어주어야 한다. 우리의 내부 장기는 생명 활동을 위하여 잠시도 쉬지 않고 있다. 따라서 피로해질 수 있고 신진대사에 지장이 생길 수 있다. 물론 자율적으로 운동이 이루어지지만 그 기능을 높여주기 위해 활력을 돋우어주도록 해야겠다. 혈관이나 내장도 서로 비벼주고 흔들어주는 등 기를 소통시켜 줄 필요가 있는 것이다. 그러면 여기에서 그 몇 가지 방법을 함께 고려해 보기로 한다. 복장은 몸이 졸리지 않도록 한다. 가볍게 서서히 시작하여 무겁고 격렬하게 진행하다가 천천히 숨을 고르며 맺는다. 땀이 났을 때는 갑자기 찬 물이나 바람을 삼가야 한다.

(가) 서서 몸 흔들어주기

이것은 아무 데서나 선 그 자세에서 전신의 힘을 쭉 빼고 몸을 흔들어주는 것이다. 팔과 다리뿐 아니라 가능한 한 내부 기관까지 모두 흔들리도록 온몸을 건들거리면 된다. 이때에 바로 선 자세에서 두 발은 한 자리에 고정시키고 얼마 동안 계속 흔들어주면 된다. 그 정도와 시간에 따라 다르지만 얼마 지나면 온몸이 후끈거리게 된다. 그 효과를 높이려면 어깨도 출썩거리고 목도 뼈가 어긋나지 않을 만큼 끄떡거려야 한다. 처음에는 손목부터 가볍게 흔들어주기 시작하여 팔꿈치 어깨 무릎 목 허리 그리고 전신으로 이어 흔들어대도록 한다. 그러나 도중에 현기증이 생기거나 관절에 통증이 심해지면 잠시 쉬었다 하든가 멈추도록 해야 한다. 별 이상이 없으면 몸에 땀이 날 때까지 계속해야 효과가 크다. 대개 15분쯤 하면 온몸에서 땀이 배어 나올 정도가 된다. 이것도 사람에 따라 일정하지 않으므로 자기 몸에 맞추어 한다. 경기 전에 준비운동으로도 좋다. 접촉술은 아니지만 스포츠마사지 대용이 될 만큼 효과적이다.

(나) 온몸을 출썩거리기

짧은 시간에 내장을 운동시키기 위해 시행한다. 양다리를 자기 발의 길이만큼 벌려 고정한 뒤 무릎과 허리 등 모든 관절을 바닥 쪽으로 낮추었다가 일시에 몸을 솟구치는 것이다. 한겨울 추위를 쫓기 위해 하늘찌르기 운동을 하던 것을 상기하면 된다. 이것은 운동량이 많아 30회만 해도 땀이 솟는다.

(다) 내장을 좌우로 흔들어주기

와병 중이거나 기력이 약해져 몸을 제대로 움직일 수 없을 때 시행한다. 예비 동작으로 머리와 하체를 운동시킨다. 그 부위의 힘이 가는 되도록 한다. 머리와 둔부에 힘이 주어지면 몸통만을 좌우로 흔들어준다. 간병인이 있을 때는 모르지만 스스로라도 이러한 운동을 찾아 할 필요가 있을 때가 있다.

(라) 내장을 전후로 쓸어주기

반듯이 누운 자리에서 머리 혹은 등과 엉덩이를 받침대로 하고 가슴과 배를 상하로 들썩들썩하며 내장을 흔들어주는 것이다. 이것은 계속 누워서 앓고 있는 사람들에게 권할 수 있는 방법이다. 항상 질병이나 사고 혹은 수술로 누워서 지내야 하는 사람은 운동량이 부족하여 신진대사도 장애를 받게 된다. 또 내장의 기능이 저하되어 소화불량과 변비에 시달리게 된다. 그러므로 이것을 호전시켜주는 노력이 필요하다. 척수마비 시에는 허리에 힘이 없으니까 두 손을 뻗어 허리를 받쳐주어야 한다. 저고리의 소매 단추에 대하여도 신경을 써야 한다. 누운 채 척추를 배와 등 쪽으로 들었다 내렸다 해야 하는데 밑에 무엇이 솟아 있으면 위험할 수 있다. 특히 감각이 마비되었을 때는 단추 하나에도 상처를 입을 수 있으므로 한층 주의를 기울여야 한다. 자기 손으로 배를 쓸거나 주물러 줄 수도 있으나 이 운동을 하면 내장과 함께 척추의 운동이 되어 더 효과적이다. 복식호흡도 겸할 수 있다. 이때 내장들은 앞뒤로 움직이게 되는데 허리 밑에 넣은 손과 협동 운동을 하면 더 잘할 수 있다. 보다 운동의 효율을 높이기 위하여 무릎을 바짝 굽혀 두 발에다 하체의 무게를 실은 다음 머리로 상체를 받쳐 바닥과 몸 사이에 공간을 넓히고 하면 그 운동량을 높일 수 있다.

(마) 공기로 내장 쓸기

이것은 공기를 최대한 들이마셔 몸 안에 축적시켰다가 한꺼번에 뱉어내어 내장을 쓸어주도록 하는 것이다. 대개 바로 앉은 자세에서 하게 되는데 그 동작을 설명하면 다음과 같다.

우선 공기를 최대한 몸 안에 많이 들이마시기 위하여 서서히 두 손을 위로 쳐들며 머리를 뒤로 제친다. 동시에 가슴과 배에 가득 흡기를 채운다. 그리고 들이마신 공기가 발끝 손끝까지도 들어가 쌓이도록 최대한 숨을 들이쉰다. 숨을 더 이상 들이마실 수 없게 될 즈음 입과 눈을 크게 벌려 공기를 채우도록 한다. 그리고 한 쪽 손으로 두 콧구멍을 불시에 꼭 막으며 눈과 입을 순간적으로 오므린다. 이렇게 하여 눈도 입도 코도 모두 닫은 다음 빠른 동작으로 몸을 앞으로 한껏 구부리며 양팔을 안으로 움츠린다. 이렇게 몸을 가능한 한 작게 움츠린 다음 참을 수 있는 데까지 호흡을 참는다. 이때 마음으로 순환하고 있는 혈액과 함께 전신 구석구석으로 공기를 밀어 넣도록 한다. 그다음 참는 숨이 한계에 이르렀을 때 막았던 코와 다물었던 입술과 감았던 눈을 활짝 한꺼번에 열어준다. 그리고 전신에 갇혔던 공기를 일시에 토해내도록 한다. 그러나 이때에 공기를 모두 배출시키기 전까지는 움츠렸던 몸을 풀어서는 안 된다. 몸을 움츠린 채 몸 안의 모든 공기를 배출시킨다. 흡기 시에 전신 구석구석까지 축적시켰던 숨을 토할 때는 골수 깊이 박혀 있던 공기 하나라도 남김없이 깔끔하게 배출시키도록 한다. 몇 번 계속하면 전신에 땀이 솟고 머릿속까지 개운해질 것이다. 그러나 도중에 귀가 멍해지거나 머리가 어지러워지면 쉬거나 중지해야 한다. 아니면 처음부터 자기의 정도에 맞게 강도를 조절해 가며 하면 된다. 서거나 누운 자세로도 응용할 수 있으나 얼마간의 훈련이 필요하다. 이밖에 몸을 굴리든가 거꾸로 매달려 내장을 출썩거리고 흔들며 깊은 호흡을 할 수 있으나 너무 격렬하여 주의해야 한다.

2) 기본 쓰두의 두드리기

진찰과 함께 병도 치료할 수 있는 방법은?

이 수기가 쓰다듬고 두드리기가 기본이다. 이것들은 스스로 자기 몸에 시행하며 자력으로 건강관리를 해 나가는 것이다. 가장 단순하면서도 자주 사용하는 접촉술로 두드리기를 한다. 앞의 일반 쓰두에서 두드리는 법 8가지(1 주먹으로 두드리기, 2 손끝으로 두드리기, 3 손등으로 두드리기, 4 손칼로 두드리기, 5 양 손칼로 두드리기, 6 말굽 두드리기, 7 고리 두드리기, 8 발꿈치로 두드리기)가 있지만 여기에서 주로 쓰이는 것은 주먹과 손바닥 그리고 손가락과 발꿈치로 하는 것이다. 두드리는 방법을 더욱 단순하게 시행하는 것이다. 두드리기는 진찰법의 하나로도 잘 응용되고 있다. 동양 의학에서는 4진법이라 하여 보고, 듣고, 묻고 맥을 보는 네 가지 진찰법이 위주였다. 그런데 양의학에서는 더 많은 여러 가지 진찰법이 있다. 인체 내부까지 내시경으로 들여다보고 투시 광선으로 사진을 찍어보고 초음파나 자기공명에 의하거나 전자파로 가장 과학적인 진찰을 하고 있다. 그리고 전자현미경까지 이용하여 혈액의 세균 검사나 조직 검사를 하는 등 참으로 최첨단 진찰법을 사용하고 있다. 그런데 원시적인 진찰법의 하나인 두드려보기 즉 타진법을 아직도 사용할 때가 있다. 수박의 속을 알기 위해서 두드려보고 그릇의 이상 유무를 알기 위해서도 두드려본다. 열차도 기관이나 차량의 절단과 균열 등 이상 유무의 점검을 위해서도 쇠망치로 두드려본다. 사람의 몸도 두드리면 소리가 부위에 따라 다르게 들리는데 이것으로도 질병을 진찰할 수 있다. 피 한 방울로 수십 가지의 병을 알아내게 된 지금에도 원시적인 진찰술인 타진법이 응용되는 실례라 하면 될까? 두드리면 몹시 아프거나 감각이 둔한 곳이 있는데 이러한 증상을 판별하여 스스로 자기 몸에 대한 이상을 점검할 수 있다. 따라서 매일 한 번씩 몸을 두드려 자기의 건강을 확인할 수 있다. 또 이 두드리기는 신경이나 경혈을 자극하여 치료 목적으로도 응용할 수 있다. 체기가 있을 때 등을 두드려주고 배를 어루만져 주어 효과를 보던 경험은 누구에게나 있었던 일이었다. 이제는 발바닥 두드리기의 풍습이 사라져가고 있지만 스스로 매일 한 번씩 자기 발꿈치로 자기 발바닥을 두드리는 습관을 들여야 할 것 같다. 전신을 두드리는 습관을 기르면 골다공증의 예방과 치료는 물론 건강 증진에 대해 한층 더 그 효과를 실감하게 될 것이라는 것도 확신하는 바이다. 사라져가고 있는 꿀밤 주기의 풍습도 제대로 살려만 가면 좋은 결과가 있을 것이다.

그리고 여자는 사흘에 한 번씩 두드리지 않으면 왜 여우가 된다고 하였는가에 대한 이유도 여기에서 발견할 수 있게 될 것이다. 타진법이 있었던 것처럼 몸을 두드리다 보면 이상 상태가 나타나는 부위가 있으므로 유의할 것이며 관절염이나 피부병 등 질병에는 조심해야 한다. 약하게 서서히 시작하여 강도와 속도를 높이다가 가볍고 천천히 마무리한다. 시행되는 부위를 3~5회 두드리는 것을 기본으로 하지만 스스로 가감하되 구석구석 골고루 두드리도록 한다. 너무 세게 두드리거나 한 자리를 오래 두드리면 오히려 피로해지고 마비가 올 수 있다.

(1) 팔 두드리기

손바닥 쪽을 전면, 손등 쪽을 후면으로 해 두 줄로 나누어 두드린다. 각도가 맞지 않을 때는 팔을 돌려가며 하면 된다.

(가) 손 고르기

쓸기 때와 같이 여기에서도 먼저 손 고르기를 한다. 이 손 고르기는 그 자체로도 기를 통해 준다. 양손과 손목을 각각 흔들고 굽혔다 펴며 관절 운동을 시킨다. 그다음 손뼉을 마주쳐 손에 온기가 돌고 유연성이 생기게 한다. 두드리는 것은 공을 퉁길 때처럼 탄력 있게 해야 시원하다. 손 풀어주기가 끝나면 느슨하게 쥔 좌우 양손으로 몇 번 마주쳐 보도록 한다.

(나) 팔의 안쪽 (해부학상으로 전면) 두드리기

앉은 자세에서 두드릴 팔을 먼저 그쪽 무릎 위에 놓고 손바닥을 활짝 편 다음 그 끝에서부터 두드려 올라가 손가락 손바닥 손목의 순으로 하여 어깨까지 올라간 다음 다시 두드려 내려오며 시원할 때까지 반복하는 것이다. 대개 한 자리에 세 번씩 두드리고 간격은 3cm 정도씩 띄어서 하지만 이것은 자유롭게 하여도 무방하다. 오른쪽부터 하든지 왼쪽부터 하든지 그것도 자기가 편리한 대로 하면 된다.

(다) 팔의 바깥쪽 (해부학상 후면) 두드리기

팔의 안쪽 두드리기가 끝나면 팔의 외면을 두드리게 된다. 두드리는 방법은 안쪽과 같은 요령이다. 그러나 두드리기가 안쪽보다는 다소 불편하다. 어깨 쪽으로 올라가면 두드려주는 팔의 길이가 모자랄 수 있기 때문이다. 이럴 때는 두드려지는 팔을 가슴 쪽으로 당기며 하면 가능하게 된다. 그래도 빠진 부위가 생기면 끝난 다음 대나무 도막 죽비나 고무망치를 이용해 두드려도 된다.

(2) 손으로 다리 두드리기

다리 두드리기는 손과 발로 할 수 있다. 먼저 손으로 두드리기를 한다. 손으로 두드리기는 한 손씩 좌우를 각각 나누어 두드리던가 양손으로 협력해 한 쪽씩 차례로 두드릴 수 있다.

(가) 손 고르기

팔을 두드릴 때 손 고르기와 같다.

(나) 다리의 족3양경 두드리기

자리에 털썩 앉은 자세에서 권타의 주먹으로 다리의 후면, 외면, 전면을 오르내리며 골고루 두드린다. 두드리는 각도를 수직으로 하기 위해 손이나 다리를 돌리거나 오그렸다 펴가며 시원하게 두드린다.

(다) 다리의 족3음경 두드리기

다리의 후내측, 내측, 전내측 부위를 발바닥 용천혈 부위에서 시작해 주먹으로 골고루 두드린다. 두드리는 각도가 맞지 않을 때는 다리를 벌리거나 오그렸다 펴가며 아래에서 위로, 위에서 아래로 골고루 두드린다.

(라) 발꿈치로 다리의 전면과 외면 두드리디

여기에서도 손 고르기와 같이 발 고르기를 먼저 한다. 발은 손과 같이 자유롭지 못하므로 유연성이 더 필요하다. 발목을 흔들어주거나 양 발바닥을 몇 차례 마주쳐 주면 된다.

한쪽 발꿈치로 반대쪽 다리를 발가락과 발등에서 시작하여 그 전측과 외측을 골고루 두드려준다. 발꿈치에는 무게가 있어 두드리는 각도가 수직을 벗어나면 효과도 적을 뿐 아니라 통증이 생긴다. 따라서 다리를 돌리거나 굽혔다 펴가며 시행한다. 발꿈치로 탄력 있게 두드리면 자극이 깊어 새로운 맛을 느낄 수 있다.

(마) 발로 다리의 내면과 후면 두드리기

발꿈치와 발의 내측으로 두드리기를 한 발로 이어서 발바닥과 그 후 내측을 두드린다. 발바닥을 두드릴 때는 발꿈치로 두드리지만 조금 올라오면 너무 자극이 강하게 느껴진다. 따라서 발꿈치보다 발의 내측을 이용해 두드리면 된다. 여기에서도 각도를 맞추기 위해 다리를 돌리거나 오그렸다 펴가며 시행한다. 이렇게 하면 두드리는 다리에도 운동과 함께 기의 소통이 활발해진다.

(3) 몸통 두드리기

쓸기에서는 팔에 이어 몸통을 하고 다리로 내려갔다. 그러나 두드리기에서는 팔에 이어 다리를 하고 몸통으로 이어와 멎는다. 체조를 할 때에도 멀리 떨어진 부위부터 시작하여 중심 부위로 해나가며 강도를 높이고 있다. 두드리기도 처음부터 몸통에 심한 자극을 삼가는 것이 필요하다. 또 손과 발꿈치를 동시에 사용하면 팔과 머리 그리고 다리와 몸통을 한꺼번에 두드릴 수 있다. 양손으로는 상체의 머리에서 팔과 몸통을, 양발로는 하체를, 동시에 골고루 두드린다. 숙련도가 높아지는 데 따라 자기에게 편이하고 효과적인 방법을 택하면 되겠다.

(가) 어깨와 옆구리 두드리기

대개 어깨에 피로가 먼저 오므로 이것을 풀어주는 일이 중요하다. 오른쪽 손은 왼쪽 어깨에 왼손은 오른쪽 옆구리에 가게 한 후 주먹의 손바닥 쪽으로 골고루 두드린다. 차츰 근육이 풀리는 데 따라 범위를 넓힌다. 보다 세밀하게 하기 위하여 어깨를 두드리는 손으로는 목의 기저부까지와 팔에 이르도록 하고 옆구리를 두드리는 손은 전측부와 후측부로 줄을 나누어 상하로 넓게 골고루 해 나가도록 한다. 한쪽이 끝나면 반대쪽도 같은 요령으로 시행하면 된다.

목디스크가 있거나 늑막염 혹은 늑간신경통이 있을 때에는 조심해야 한다.

(나) 몸통의 앞쪽만 따로 두드리기

목과 가슴을 활짝 편 자세에서 오른손은 오른쪽, 왼손은 왼쪽을 위에서 아래로 두드리기를 반복한다. 주먹의 크기와 가슴의 넓이에 따라 줄을 나누어 한다. 대개 한 쪽을 3줄로 나누어 두드리는데 흉골과 쇄골 부위에서부터 시작하여 치골 부위까지 골고루 두드린다. 먼저 첫 줄은 몸의 중심선을 두드리고 그 옆줄로 옮겨가며 하면 된다. 수차례 두드려감에 따라 상태가 좋아지지만 악화되는지 살펴야 한다. 몸통 내부에 있는 장기들의 이상 유무를 진단할 수도 있다. 두드릴 때 과민 부위는 대개 이상이 있기 때문이다. 위염이나 간염 같은 병이 있을 때에는 자주 두드리면 오히려 병세를 악화시킬 수 있으므로 주의해야 한다. 위장의 위치는 주로 오목가슴과 배꼽 사이이다. 두드릴 때 이곳에 통증이 심해지면 위장병을 의심할 수 있다. 또 오른쪽 갈비뼈 밑 부위에는 간장이 있다. 이 부위에 과민 반응이 나타나면 간장에 이상이 있을 수 있다. 타진법을 스스로 익혀가며 자기 건강을 관리해 나가는 것이다. 상태가 나빠질 때는 망설이지 말고 전문 의사를 찾도록 하는 것이 좋을 것이다.

(다) 몸통의 뒤쪽 두드리기

양손을 뒤로하여 거리가 미치는 대로 등과 허리를 잘 두드려주면 된다. 자기 손으로 자기 등을 두드리려면 주로 손등을 이용하게 된다. 그러나 자기가 스스로 등을 두드리기에는 손이 제대로 미치지

않을 수 있다. 이럴 때에도 대나무 막대나 고무망치 같은 것을 활용
하면 된다. 엉덩이로 내려오면 손바닥 쪽으로 힘을 좀 더 가하여 두
드릴 수 있으나 위로 올라갈수록 어려워진다. 척추 양측의 방광경
에는 폐유, 궐음유, 심유를 비롯해 모든 유혈들이 분포한다. 손등으
로라도 두드려주면 자극이 갈 수 있다. 척수 반사요법을 시행하는
사람들도 이것을 잘 활용하고 있다. 등을 두드릴 때는 치타를 하도
록 한다. 위 아랫니를 딱딱 맞추어주는 것이다.

(4) 머리에 꿀밤 주기와 알밤 주기

담배를 피우는 식도 많이 변하여 지금은 곰방대나 장죽을 사용
하는 사람이 없다. 이것을 구경하려면 민속박물관에나 가야 한다.
그러나 6~70대 연령층이면 담배 골통으로 머리통을 맞아 밤톨만
한 혹을 달고 다니던 기억을 가지고 있을 것이다. 서당의 훈장님은
장죽의 길이가 권위의 상징이기도 하였다. 학교에서의 체벌도 보통
알밤 주기가 예사였다. 이렇게 머리를 단련하다 보니 평안도 박치
기가 나왔고 김일 같은 이마받이 직업 레슬링 선수가 나올 수 있
었는지 모른다. 꿀밤 주기 같은 것도 처음에는 방법에 따라 좋은
접촉법이던 것이 시간이 경과하면서 나쁘게 변질이 되었는지 모른
다. 그것도 잘 이용하면 훌륭한 접촉술이 될 수 있을 터이니까. 열
손가락 끝으로 머리를 탄력 있게 두드리면 뇌를 신경을 자극해 기
억력을 향상시키고 치매도 예방한다는 말도 있다. 뺨을 때리든가
종아리를 때리는 것은 분명 체벌이 되었을 것이다. 그렇다고 전통
적으로 해 오던 머리 두드리기를 체벌이라 할 수 있을까?

(가) 꿀밤 주기

손가락 하나씩을 엄지손가락에 걸었다가 머리를 퉁겨주든지 아니면 네 손가락 끝을 엄지에 모두 걸었다가 연속적으로 머리를 퉁겨주는 것이다. 어른이 아이의 머리에 쇠구슬을 퉁길 때처럼 세게 하면 참기 어려울 만큼 아프지만 적당히 하면 머리가 맑아지고 제정신이 들게 된다. 또 양손으로 하면 더 효과적이다. 때에 따라 두통에 치료 효과를 얻을 수도 있다.

(나) 알밤 주기

이것은 보다 세게 두드리기 위하여 반 주먹을 쥔 다음 가운뎃손가락이나 네 손가락의 첫 마디를 가지고 머리를 두드리는 것이다. 대개 가운뎃손가락 마디로 두드리는데 알밤처럼 튀어나와서 그런 이름을 붙이는 것 같다. 역시 머리를 맑게 해 준다. 그러나 너무 세게 두드리면 뇌에까지 충격을 줄 수 있으므로 조심해야 한다.

(다) 줄밤 주기

열 손가락 끝을 버들잎처럼 늘어뜨려 우박이 쏟아질 때처럼 한꺼번에 두드리든가 줄줄이 이어 두드리는 것이다. 이 역시 머리를 맑게 해 준다. 한쪽에 치우쳐 할 수도 있으나 이마와 뒷통수까지 모두 골고루 두드려주면 더 시원하다. 두드리는 것은 쓰는 것보다 자극이 강하다. 따라서 신경을 흥분시키기도 용이하고 반사요법에도 응용할 수 있다.

(5) 전신을 손과 발로 동시에 두드리기

손은 상체의 팔과 머리와 몸통을 두드리고 발과 발꿈치로는 발과 다리를 동시에 골고루 두드린다.

(가) 손가락으로는 머리를, 발꿈치로는 발가락을 동시에 두드리기

열 손가락으로 머리 전체를 골고루는 동안, 한쪽 발꿈치로는 반대쪽 발가락을 동시에 두드린 뒤 발꿈치와 발가락을 바꾸어 두드린다.

(나) 왼손으로 오른팔, 오른발로는 왼 다리를 두드리기

팔과 다리를 엇기어 상하 내외측을 골고루 동시에 두드린다. 한쪽이 끝나면 방향을 바꾸어 한다.

(다) 양손은 몸통, 양발로는 하체 두드리기

양손으로는 목과 어깨 그리고 등과 몸통을, 양발로는 발바닥과 발등 그리고 다리 전체를 동시에 두드린다. 거리가 미치는 범위에서 빠진 부위가 없이 교대로 두드린다.

두드리기는 기를 소통시키는 우리나라 전통 접촉 치료술에서 중요하였기 때문이다. 적당히 두드리면 해당 부위뿐 아니라 온몸이 가벼워진다. 기가 통하게 되는 것이다. 그리고 잔소리가 되겠지만 우리에게 전해오던 말을 다시 상기해야겠다. 신랑의 발바닥과 더불어 여자는 자주 두드려주어야 한다는 말이 있었다. '사흘에 한 번씩 두드리지 않으면 여우가 된다.'는 말도 있었다. 그것도 마른 북어를 두드리듯 자근자근 두드려야 한다고 하였다. 듣기에 따라서는 얼마나 가학적인 말인가. 그러나 그 속뜻을 생각해 보면 절대 그렇지 않다. 여자를 때리는 것이 좋다고 하였으면 정말 지나친 말이 되었을 것이다. 그러나 두드리라고 하였다. 절대 가혹행위를 하라는 말이 아니다. 그것도 마른 북어를 두드리듯 자근자근 두드리라 하였다. 마른 북어를 함부로 두드리면 그것이 부서져 먹을 수 없게 된다. 아주 조심하여 살살 두드려야 늘어 붙었던 껍질이 분리되고 살덩이도 솜처럼 일어나 제 결을 형성하게 된다. 그 어려웠던 때에 우리나라 여인들의 고충을 한번 생각해 보기로 한다. 아이를 낳아도 자기 손으로 받아야 할 때가 많았고 층층시하에 얼마나 일이 많았는가. 또 남편의 사랑 같은 것도 눈에 띄게 받을 수 있었는가? 우리나라 여인들만의 고질병이라 할 수 있는 배앓이와 화병 그리고 산후풍의 고통을 어떻게 떨칠 수 있었겠는가? 따라서 이러한 처방은 ‘3일에 한 번씩 두드리지 않으면’이 아니라 ‘매일 두드리지 않으면’이라고 하였어도 지나치지 않았을 것이다. 아내의 고통을 덜어주려는 남편의 마음은 어떠하였을 것인가? 부인을 사랑하는 남편은 무슨 구실을 붙여서라도 그 고통을 덜어주려고 애를 썼을 것이다. 이제 그 말의 내면에 숨어 있던 참뜻을 알았으니 이 전통 접촉술을 뜻 있게 활용할 수 있게 되기만을 바랄 뿐이다. 그리고 이 타진법으로 자기 건강을 스스로 관리할 수 있게 되기를 바라는 바이다.

제10장

우리나라 전통 접촉 치료술의 실례

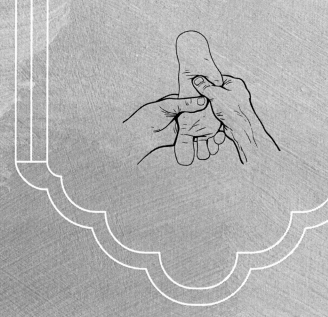

'명의 손사막처럼
120세까지 장수하려면
어떻게 해야 하나?'

국민들의 위생 생활은 현대 교육에 의해 개선되기 시작했다고 볼 수 있다. 우리의 위생은 청결이 우선이라 할 수 있는데 서당 같은 곳에서는 그것이 강조되지 않았었다. 일제가 학교 교육을 시작하기 전에는 공립 교육기관으로 향교가 있었다. 향교는 전국에 200여 개나 되어 군 단위마다 하나씩은 있었던 셈이다. 그리고 규모가 있는 마을에는 서당이 있었고 더 큰 고을에는 사설 서원이 있었다. 여기에 나가려면 가정에서와 달리 서로를 의식하여 최소한의 예절로 청결과 복장에 대해 신경을 써야 했다. 한자에서 아내 부 자를 보면 계집녀 변에 빗자루가 둘이나 들어 있다. 청결의 의미일 것이다. 그러나 세균에까지 관심을 갖지 못했었다. 그때는 결핵 환자가 많았는데 그 전염에 대한 대비는 하지 않는 편이었다. 일제가 신식 교육을 시작하여 해방이 될 때는 면 단위에 초등학교가 하나 이상 설립되어 있었다. 현대교육을 받은 선생님들은 위생에 대한 지식이 있었다. 세균이 병을 옮긴다는 사실을 학생들에게 가르쳐 주기도 하였다. 따라서 청결로 질병을 예방해야 한다는 인식이 넓어지게 되었다.

그러나 기초생활도 어려울 때이므로 목욕이나 소독 같은 것을 생각할 수 없었다. 부담이 큰 병원을 찾는 일은 한층 거리가 있었다. 따라서 의사도 귀한 때이지만 군 단위에 제대로 된 의원 하나 없었다. 한의원이 면 단위에 하나 정도씩은 있었으나 그 수준이 일정치 못했다. 당시에는 한의사들은 자격이 없이 그냥 지식을 물려

받는 도제교육에 의해 영업을 했는데 믿음을 주지 못했다. 약재도 갖추지 못한 것이 많았다.

그래서 병이 많았고 환자 역시 널려 있었다. 유아 사망률 역시 높았다. 출생 후 100일을 넘기지 못하는 아이가 많아 백일 잔치가 생겼다고 한다. 아이들이 너무 많이 죽어 나가니 출생신고도 살아 남는 상태를 보고 할 정도였다. 그런데 이렇게 열악한 환경에서도 아이를 건강하게 키우는 부모들이 있었다. 아이들을 자주 다독여 주어 사랑을 느끼게 했기 때문이다. 특히 배를 잘 쓸어주는 부지 런한 어머니가 있었다. 어머니의 손이 만병통치의 약손이었던 것이 다. 과장된 표현이었을까? 약질로 태어난 나는 설사와 배앓이로 애 를 태웠는데 어머니와 이웃 할머니의 약손으로 살아났다. 전라도 할머니라고 불리던 그분은 손자들도 자기 손으로 병을 고쳐준다고 했다. 그리고 그 할머니는 내가 조금 크자 배를 쓸어주었으니 품앗 이로 자기의 등과 허리를 꾹꾹 밟고 두드리라고 했다.

1. 몸살감기가 있을 때

몸이 찌뿌듯하며 오슬오슬 신열이 나고 몸이 무거워 감기의 초기 증상 같은 것을 몸살이라고 한다. 여기에 콧물이 나고 목이 간지러 우며 기침이 나는 것을 감기라 하였다. 10병 9감이라는 말이 있다. 열 개의 병 가운데 아홉은 감기로부터 온다는 것이다. 그 말대로 우리는 감기를 많이 앓았다. 아이들은 콧물이 마를 날이 없다시피

지냈고 노인들은 기침 소리가 그칠 때가 없을 정도였다. 아이들은 고뿔을 달고 살며 노인들은 해수병을 앓다가 돌아간다고 했다.

1) 몸살

우리 말에서 살이란 말은 악신이라는 의미로 쓰일 때가 있다. 원인 없이 별안간 사망하면 살을 맞아 죽었느니, 두 사람 사이가 까닭 없이 나빠져 가는 것을 살이 끼었느니, 원진살이니 하는 말에다가, 심한 욕으로 급살이나 맞으라고 한다. 그러니까 몸살이 났다는 뜻에는 몸에 나쁜 일이 생겼다는 말이다. 그런데 대개 가벼운 증상으로 지나가는 것이 보통이었다.

(1) 몸살은 어느 때 생기나
감기를 비롯해 모든 병의 전구증상이라 할까 몸의 상태가 나쁠 때 몸살이 났다. 찬비를 맞거나, 노동으로 피로가 겹칠 때나 근심거리로 불면증이 생겼을 때에 몸살을 잘 일으켰다.

(2) 전통 접촉 치료술의 치료는
우리는 전통적으로 질병의 초기 즉 몸살 같은 것에는 땀을 내도록 했다. 뜨끈한 국이나 온돌에 땀을 내도록 하였다. 그리고 몸살 같은 것은 병으로 여기지도 않는 편이었다. 따라서 그냥 지내며 스스로 이겨나가도록 하는 것이 보통이었다.

2) 감기

어릴 때는 물론 성인이 되어서도 감기는 가장 많이 앓는 병이다. 그런데 감기에 대해 지금까지도 제대로 모르고 있다. 독감은 바이러스가 원인이라고 하지만 그 기전에 대해 잘 알지 못하고 있다. 그래서 감기를 정의할 때 그 증상으로 상기도염이라고 한다. 감기란 단어를 보면 기운 기 자에 느낄 감자를 쓰고 있다. 기를 느끼는 것이다. 외사 즉 호흡기를 비롯해 밖에서 나쁜 기운이 들어와 생기는 병이다. 그러나 감옥이나 산골에서 격리되어 사는 사람도 감기가 걸릴 수 있다. 사람은 숨을 쉬어야 생존할 수 있으므로 항상 기를 느끼며 살아가야 하니까.

(1) 감기는 어느 때 생기나

별안간 찬 바람을 쏘였을 때, 콧수염을 깎았을 때, 감기 환자와 접촉이 있었을 때 ,원기가 없어 저항력이 떨어졌을 때 등 그 원인이 여러 가지이다. 그런데 아무리 무서운 독감이 유행해도 건강한 사람은 감기에 걸리지 않는다. 저항력이 왕성한 사람은 모든 사기를 물리칠 수 있기 때문이다. 따라서 감기가 걸리는 것은 저항력이 떨어졌기 때문이라고 할 수 있다.

(2) 전통 접촉 치료술의 치료는

감기의 원인에 확정된 것이 없으므로 지금까지도 바른 처방이 없다. 그래서 감기에 병원 치료를 받으면 2주가 걸리고 그냥 지내면 보름이 걸려야 낳는다고 하였다. 그리고 병원에서 처방하는 약을 보아도 해열 진통제가 위주이다. 우리가 전통적으로 시행하던 대중 요법이 지금까지 시행되고 있는 것이다. 우리는 감기에 걸리면 파 뿌리를 달여 먹거나 뜨끈한 아랫목에 땀을 내도록 했다. 땀을 내기 위해 뜨거운 콩나물국에 고춧가루를 듬뿍 풀어 먹기도 했다. 땀을 내어 높아진 체온을 내려주려는 것이었다. 기침이 동반될 때는 무즙이나 배에 꿀을 넣어 끓인 것을 먹었다. 그리고 형편이 좋은 사람은 소의 허파를 구해 약으로 썼다. 이것은 오늘날과 같이 좋은 약이 많은 때에도 난치의 기침에는 활용되고 있다. 그리고 기침에도 침과 뜸으로 치료하였다. 기침이 진행되어 기관지염이나 천식이 되었을 때는 턱 밑이나 흉골 바로 위에 있는 경혈에 놓았고 팔오금에서 사혈을 시켰다. 뜸은 결핵 같은 기침에 많은 효험을 보았다.

그러나 이런 것들은 접촉 치료라 할 수 없다. 그렇다고 여기에 접촉 치료술이 없었던 것도 아니었다. 감기란 나쁜 기가 침입하여 생긴다고 하였던 것처럼 감기가 걸리면 인체에서 귀와 코 그리고 팔꿈치와 무릎처럼 두드러진 부위에 그 증상이 먼저 나타났다. 열이 오르거나 차가워졌다. 그리고 튀어나온 관절들이 쑤셔 참으로 4대 6천 마디에 통증이 일어났다. 따라서 이 부위들을 쓰다듬고 비비며 주무르지 않으면 안 되었다. 특히 아이들은 어머니 손으로 다독여주지 않으면 안 되었다.

(3) 시행 방법

우리의 전통적인 접촉 치료술은 격식이나 순서도 없었다. 쑤신다는 마디마디를 쓰다듬거나 주무르면 되었다. 등이나 허리 같은 부위는 주무르기 정도로는 부족하여 밟거나 두드려주었다. 그리나 자기표현이 부족한 아이들은 역시 어머니 손이 약손이었다. 아이들이 열이 오르면 어머니 손이 가장 먼저 짚는 곳이 머리였다. 체온이 40도 이상 오르면 뇌 신경이 파괴되어 사망에 이른다는 것은 모르고 있었다. 그러나 열이 높아지면 경기가 일어나 전신이 뻣뻣해지고 인사불성이 되는 것을 알고 있었다. 그래서 머리에 열을 내리기 위해 이마를 쓰다듬고 팔다리를 어루만져 주었다. 때로는 물수건을 머리에 얹어주었다. 아이들은 어머니 손이 닿으면 시원해지므로 계속 쓰다듬어주기를 원했다. 그래서 어머니의 손이 몸에서 멀어지면 다시 보챘다. 그리고 어린 것이 어머니의 손을 끌어다가 자기 몸에 문질렀다. 쓰다듬기를 멈추지 말라는 요구였다. 그런데 전통적으로 아이들에게도 땀을 내도록 했다. 따뜻한 아랫목에 이불을 두껍게 덮어주었다.

★ 쓰두로 치료

스테로이드에도 기도의 염증이 가시지 않아 감기 기침을 계속 앓는 사람이 있다. 이 경우에도 쓰두가 효과가 있다. 쓰두로 질병을 치료할 때는 체표에 긴장도와 고결점 혹은 압통점을 발견하는 것이 중요하다. 이상이 있는 부위를 쓰다듬고 두드리며 문질러 풀어주면 되니까. 그런데 몸살감기에는 몸의 두드러진 부위를 풀어주면 의외로 좋은 결과가 나타난다. 손가락과 발가락에 이어 손과 발 그리고 귀와 코에 턱과 목의 튀어나온 부위나 팔꿈치와 무릎을 후끈후끈하도록 비벼주거나 꼭꼭 쥐어준다. 기침에는 뒷목 밑에 두드러진 뼈인 7번째 경추 즉 대추를 두드려주고 목과 가슴을 쓸고 비벼준다. 기본 쓰두의 팔 쓸기를 자주 해 주면 몸살감기의 예방과 함께 치료도 되며 몸통 쓸기까지 하면 더욱 큰 효험을 실감하게 될 것이다.

2. 체기가 있을 때

10병 9감이라 하였는데 10병 9체라는 말도 있다. 모든 병의 90%가 체기로부터 온다는 것이다. 우리 생활에서 체기만큼 자주 앓게 되는 병도 드물다. 소화불량을 체증이라고 하지만 체기란 막힐 체 자에 기운 기 자를 쓰니 보다 뜻이 넓어진다. 그래서 끓어오르는 감정을 어쩌지 못할 때도 체기가 생긴다. "4촌이 땅을 사면 배가 아프다."는 말이 그 실례의 하나라 하겠다. 따라서 체기가 있을 때 생기는 병은 다양할 수밖에 없다고 해야겠다.

1) 체기

체기로 병이 생기면 대개 몸이 차가워진다. 안색도 창백해지며 심할 경우에는 아주 사색으로 바뀌게 된다. 호흡이나 맥박도 가늘어지는 것이 보통이다. 혀에도 기가 통하지 않아 언어에도 불편이 생길 수 있다.

(1) 체기는 언제 생기나

기가 잘 막히는 부위는 관절이 굽혀지거나 갈라지는 곳과 구석진 자리이다. 몸에서 두드러진 부위가 외사의 영향을 받기 쉬웠다면 구석지거나 접히는 자리에 기가 멈추게 되는 이치는 너무나 자연스러운 일이다. 차량의 운행을 생각해도 곧게 난 도로에서는 정체가 일어나지 않는다. 인체에서 기의 소통도 마찬가지다. 먹은 것이 체했을 때 손의 합곡이란 혈과 발의 태충이란 혈에 침을 놓았다. 역시 마디가 접히고 갈라지는 곳이었다. 따라서 체기로 병이 잘 생기는 곳은 팔오금이나 4관혈이 있는 부위와 8관 혈이 있는 곳이다. 체기가 심하면 배에 경련이 일어나며, 맥도 뛰지 않고, 호흡이 가쁘게 되지만 이것은 급체로 나타나는 증상의 하나라 할 수 있다.

(2) 전통 접촉 치료술의 치료는

기에 의해 질병이 생긴다는 인식을 갖고 있던 선인들은 기가 막힌 곳을 찾는 것이 중요했다. 그리고 그 막힌 것을 뚫어주는 일이 문제였다. 기를 조절할 수 있는 경혈이 있지만 몸에는 12정경에 해당하는 360여 혈을 비롯해 기경 8맥 등 알아야 할 것이 너무 많았다. 그래서 경험에 따라 구급혈을 전수하기도 하였다. 또 5요혈이니, 5행 혈이니 치료 효과가 잘 나타나는 자리를 찾으려고 애를 썼다. 그러다가 체기를 뚫는데 4관 혈이 뽑히게 되었다. 엄지와 검지 사이의 합곡혈과 첫째 발가락과 둘째 발가락 사이의 태충혈이다. 교통 체증도 그렇지만 인체의 기가 막히는 것도 그것이 넘치기 때문이었다. 사람들의 말도 4관을 터준다고 하였다. 유아 때에는 손가락 마디에 기가 막힌 것이 나타났는데 이것을 복학이라고 하였고 역시 따주었다. 그래도 막힌 것이 뚫리지 않으면 토하게 해 체를 내주었다. 물론 손이나 배를 쓰다듬어주던 것도 빼놓을 수 없는 일이었다.

(3) 시행 방법

소독이란 개념이 없을 때였다. 그래서 불결한 점이 많았다. 그런데 침을 머리카락에 쓱쓱 문지른 뒤 치료에 들어가기가 예사였다. 지금 상식으로는 납득이 안 되는 일이었다. 그런데 머리카락에는 피부를 보호하는 피지가 나오기 때문에 살균력이 있다는 말도 있었다. 그것이 사실이었는지 침으로 병을 옮겼다는 말은 없었다. 급체로 기절을 했을 때는 콧날 밑에 인중혈을 강하게 누르거나 침을 놓았다. 이곳은 자극이 바로 뇌로 전달되어 죽은 사람도 깨어나는 혈이라고 했다. 또 식체가 잘 뚫리지 않을 때는 칡침을 놓기도 했다. 칡넝쿨의 길이를 환자의 입과 배꼽만큼 잰 다음 그 한쪽 끝을 솜처럼 부드럽게 만들어 이용했다. 그것을 살살 입으로 밀어 넣는 것이다. 그래도 치료가 안 될 때는 체내기를 했다. 등을 쓰다듬고 두드린 다음 환자의 입속으로 손을 넣어 토하게 하는 것이다. 이른바 체내기이다. 기력이 쇠진한 사람에게는 금하였고 체를 낸 다음에는 등과 배를 주무르며 안정을 시키도록 하였다. 배를 자주 비벼주고 주물러주면 소화불량에도 좋지만 내장을 튼튼하게 해 주므로 자주 시행하였다. 사람의 한계수명을 120세라고 한다. 그런데 중국 당나라의 명의 손사막은 배를 잘 쓸어주어 120세까지 장수했다고 한다. 배의 쓸기가 장수 비결의 방안이었던 것이다.

★ 쓰두로 치료

좋은 약과 좋은 의술이 넘치는 시대지만 체기로 고행하는 사람이 많다. 노인성 위염이나 대장 증후군 같은 소화기 질환은 잘 치료되지 않는다. 이럴 때는 배의 구석구석을 쓰다듬고 문지르고 주물러 맺힌 곳을 풀어준다. 배는 두드리기는 삼가야 한다. 염증이 있을 때는 증세를 악화시킬 수 있다. 손가락 사이와 그 마디들을 수시로 문지르면 통증이 나타나는 곳이 있다. 체기가 생긴 부위이다. 이것을 풀어주면 트림과 함께 속이 시원해진다. 매우 간단하지만 실천이 중요하다. 그리고 기본 쓰두의 몸통 쓸기가 유효하다. 다만 임맥경 쓸기와 위경 쓸기만 이라도 2~3개월 시행해 보면 좋을 것이다.

3) 머리가 아플 때

지금은 머리가 아픈 것을 두통이라고 하지만 전에는 두풍과 골치라는 말을 많이 썼다. 두통과 두풍은 각각 뜻이 다른 면이 있지만 병의 원인을 기의 이상으로 여기던 사람들은 무슨무슨 풍이니, 무슨무슨 바람이니 하는 단어를 잘 썼다. 그래서 머리가 아픈 것을 두풍, 무릎에 생긴 관절염을 학슬풍, 중풍을 바람을 맞았다 하고, 손목에 생긴 염증을 자개바람이라고 하였다. 지금처럼 모든 일에 두뇌를 쓰던 시대가 아니었지만 전에도 머리를 앓는 사람이 많았다.

(1) 두통
뇌에 산소 공급이 부족하면 두통이 온다고 하였다. 우리는 체중을 뺄 때 운동을 격렬하게 해 땀을 내므로 축적된 살을 소모한다고 여기고 있다. 그러나 인체에서 에너지를 가장 많이 소비하는 곳은 머리이다. 따라서 에너지가 부족해도 머리가 무거워진다. 정신 노동을 하는 사람일수록 두통 환자가 많은 것도 사실이다. 극심한 생활고에 모든 잘못을 자기 탓으로 압박을 받고 살아야 하는 여인들의 머리는 어떠하였을까? 한국 여인들에게는 다른 나라에 없는 화병이 있다고 하였다. 시집을 가면 '장님과, 벙어리, 귀머거리로 살아야 한다.'고 했다. 모든 것을 모르는 체 참고 지내라는 것이다. 그래서인지 두풍은 여인들에게 많았다. 머리의 피부가 들떠 홍시가 무를 때처럼 누르면 자국이 생겼다. 여인들은 산후풍과 함께 고질병을 지니고 살아가야 했다.

(2) 전통 접촉 치료술의 치료는

어머니들의 두풍은 머리가 지끈지끈 쑤시기도 하지만 한 겨울처럼 찬 바람이 돌았다. 그래서 한 여름에도 두터운 수건을 썼다. 그리고 통증을 덜기 위해 머리둘레에 끈을 동여맸다. 이러한 증상이 있을 때는 대개 머리의 피부가 들떠 있었다. 여유가 있는 사람들은 한약을 지어다 먹거나 침을 맞았지만 대부분 그대로 견디며 살아야 했다. 한 방법이 있었다면 주먹이나 손가락 끝으로 머리를 두드려주는 일이었다. 이것은 어쩔 수 없는 자구책이기도 했다. 울혈성 두통에는 머리를 목 부위에서 바쳐 올려 주는 것이 효과가 있는데 이것은 서울 구경시키기의 동작과 유사한 것이었다. 머리에 가벼운 통증과 함께 정신이 흐릴 때에는 귀를 비벼주는 것이 효과가 있었다. 그리고 전에는 여인들이 살이 성글고 손잡이 쪽이 두툼한 얼레빗을 사용했는데 이것을 이용하는 사람도 있었다.

(3) 시행 방법

그냥 자기 주먹으로 통증이 있을 때마다 '탁탁' 두드려 주었다.

통증의 정도에 따라 어떤 사람은 반주먹을 쥐고 손가락 끝으로 긁거나 두드리지만 수근부로 탁탁 치기도 했다. 일에 솜씨가 있는 어머니들은 방에서 바느질을 할 때 얼레빗 등 쪽을 불돌에 얹어놓았다가 따뜻해지면 그것으로 머리를 문질러주던 것도 자주 볼 수 있었다. 그러나 이런 것들이 임시방편일 뿐 근본치료는 아니었다.

★ 쓰두로 치료

손가락과 손바닥을 자주 비비고 문질러준다. 손가락 끝을 누르면 소금 부스러기 같은 것이 통증과 함께 감지되는데 이것을 자근자근 깨물어준다. 그리고 머리에 꿀밤 주기나 알밤 주기에 줄밤 주기를 자주 시행해 나간다. 혈압이 높거나 두드리기로 증세가 나빠질 때는 두드리기를 멈추어야 한다. 엄지나 다른 손가락 끝으로 골고루 눌러주어도 된다. 열 손가락 끝에 힘을 주어 머리 밑을 앞에서 뒤로 혹은 옆에서 뒤로 깊이 쓸어주도록 한다. 두통이 있는 사람은 머리 밑이 들떠 있는 경우가 많다. 쓸고 비비고 문질러주면 부기도 가라앉고 두통도 가벼워지며 탈모증에도 효과가 있다.

3. 안면신경마비가 있을 때

얼굴 때문에 목숨까지 버리는 사람이 있다. 얼굴은 그 사람의 인격을 나타내 보인다고 한다. 그런데 갑자기 안면신경마비를 일으켜 그 모습이 가면을 쓴 것처럼 흉하게 되는 수가 있다. 와사풍 혹은 구안와사라고도 불렀다. 마비가 한쪽에 오면 얼굴은 건측으로 쏠린다. 치료는 그 방법에 따라 차이가 있지만 환측을 위주로 하게 되는 것이 보통이다.

1) 안면신경마비는 어느 때 생기나

안면신경마비에는 뇌에서 생기는 중추성과 그 신경 가지의 이상으로 발생하는 말초성이 있다. 중추성인 뇌에서 종양이나 혈관 장애 등의 원인에 의하여 마비를 일으킨다. 그런데 우리가 자주 당하게 되는 것은 말초성 안면신경마비이다. 이것이 자주 발생하는 원인은 신경이 얕게 분포하고 널리 퍼져 있으며 그 경로가 길기 때문이다. 열차의 창가에 기대어 잠깐 졸다가 마비가 되거나 여름에 더위를 잊으려고 시원한 다듬잇돌을 베고 누웠다가 얼굴이 돌아가게 되는 경우가 모두 이러한 조건에 속한다. 또 귀에 염증이 생기거나 구강질환이나 안질이 있을 때에도 안면신경 경로에 병변을 일으킬 수 있다. 한겨울 추위의 노출에도 마비가 왔다는 사람도 있었다.

2) 전통 접촉 치료술의 치료는

중추성 안면신경마비가 아니면 대부분 자연치유에 의하여 회복이 된다. 그러나 증상이 빨리 회복되지 않으면 마비가 고착되기에 이른다. 그래서 어떤 경우든 초기 치료에 정성을 다 해야 되었다. 중추성 마비는 이마에 주름을 지을 수 있으나 예후는 불량하다. 말초성 마비는 이마에 주름을 지을 수 없으나 예후는 양호하다. 눈꺼풀과 입술이 마음대로 움직여지지 않아 눈물과 침이 그대로 흘러내리게 된다. 이럴 경우 대개 대추나무 가지를 잘라다가 귀와 턱에 걸어 고정시켜 주었다. 벼락 맞은 대추나무는 더 효과를 보게 된다고 믿었다. 대추나무는 잡귀를 쫓아 버리는 나무로 알려져 있었다. 멀쩡하던 사람이 별안간 마비가 되니 귀신의 장난인 줄 알았던 것이다. 그래서 귀신을 쫓아버린다는 복숭아나무 가지로 환부를 두드려주기도 했다. 환부에 파나 솔잎을 찌어 찜질을 하고 한약도 썼다. 그리고 주로 침을 놓았다. 증세가 오래 계속될 때는 흉터가 생기지 않게 마늘쪽을 놓고 뜸을 뜨기도 하였다. 그렇지만 보다 손쉬운 방법은 접촉술이었다. 따뜻한 손으로 창백한 피부에 혈색이 돌 때까지 자주 쓸고 비비고 문질렀다. 이것은 자기 스스로도 효과를 실감해 가며 시행할 수 있는 것이었다.

3) 시행 방법

얼굴을 치료할 때는 여러 가지 삼가야 할 점이 많다. 눈이나 코 그리고 입이나 귀에 질환이 있을 때는 그 병소가 확대되지 않도록 주의해야 한다. 또 얼굴에 반점이나 흉터가 생기지 않도록 해야 하고 눈이나 코 그리고 입이나 귀로 세균을 감염시키지 않도록 치료하는 손을 더 청결하게 하여야 한다.

마비된 측이 늘어져 기형이 생기는 것을 막기 위해 귀에 턱을 걸어 고정시킨다. 여기에 대추나무 특히 벼락 맞은 가지가 이용되었다. 혈액순환에도 지장을 가져온다. 그리하여 마비 부위가 창백해지고 만지면 차가운 느낌을 준다. 또 이 상태가 오래 계속되면 마비된 근육은 못쓰게 된 고무줄처럼 수축성을 잃어 간다. 그러므로 이것을 방지하기 위한 운동치료가 있어야 했다. 환부에 온수포로 찜질을 하기도 하였지만 파나 솔잎을 직접 찧어 붙이는 일이 많았다. 침과 뜸은 흉터가 남지 않도록 애를 썼다. 얼굴에 뜸을 뜰 때는 생강이나 마늘을 얇게 저미어 해당 경혈에 붙이고 구봉을 얹게 하였다. 쓰다듬고 비벼주는 것도 기본이었다. 대개 치료사의 도움을 받지만 자기 손으로도 쓸고 문지르고 주물러주었다. 회복이 되는 데 따라 입의 공기로 휘파람을 불거나 촛불을 꺼 보았다.

★ 쓰두로 치료

환자를 눕히고 눈과 입은 오므리게 한 상태에서 시행하도록 한다. 시행하는 시간은 너무 길게 하면 피로를 느끼게 되므로 15분 내외가 적당하다. 안면신경마비의 치료는 주로 환측에 치중하는 것이 보통이지만 쓰두로 치료할 때는 얼굴 전면에 골고루 시행하도록 한다. 이 안면신경마비의 치료는 한방뿐 아니라 양방에서도 마사지를 잘 이용하므로 수기술을 좀 더 자세히 설명하기로 한다.

(1) 쓸고 비비고 문지르기

(가) 손바닥으로 쓸고 비비기

양 손바닥을 펴서 피부에 가볍게 대고 얼굴 전체를 세면할 때처럼 아래위로 쓸고 비벼준다. 그러나 속도는 아주 천천히 해야 한다.

(나) 손가락 끝으로 문지르기

양 엄지 혹은 엄지를 뺀 나머지 네 손가락으로 얼굴을 고루 문질러 준다.

(2) 주물러주기

(가) 손바닥으로 주물러주기

손바닥을 얼굴에 꼭 밀착시키고 약간 원을 그리며 피부와 그 하층에 있는 근육을 주무른다.

(나) 손가락 끝으로 주물러주기

양 엄지 혹은 엄지를 뺀 나머지 네 손가락 끝으로 피부와 근육을 골고루 부드럽게 문지른다.

(다) 엄지와 검지로 주물러주기

양 엄지와 검지로 눈꺼풀 코 그리고 귀와 입술을 가볍게 꼬집기를 반복하거나 2지 유연을 할 때처럼 주물러 준다.

(3) 눌러주기

(가) 손바닥으로 눌러주기
양 손바닥으로 얼굴 전체를 지긋이 3-5초씩 눌렀다 떼기를 반복한다.

(나) 손끝으로 눌러주기
양 엄지 혹은 엄지를 뺀 네 손가락 끝으로 얼굴 전체를 조심스럽게 골고루 지압하여 준다.

(4) 운동

(가) 눈 운동하기
눈동자를 상하좌우로 운동시켜 준다. 그리고 좌측으로 회전, 우측으로 회전시킨 다음 눈꺼풀을 꼭 감았다 뜨기를 반복한다.

(나) 턱 운동하기
아래턱을 벌렸다가 다물었다 하며 턱 운동을 시킨다.

(다) 입 운동하기
혀를 상하좌우로 움직이고 좌우 회전을 시킨 뒤 혀끝을 말았다 폈다 한다. 그리고 입술을 한껏 오므렸다 벌렸다 한다. 그리고 입을 오므려 체내의 공기를 내뿜는다. 회복에 따라 휘파람을 불거나 촛불 끄기를 연습한다.

4. 목이 아플 때

목에는 당장 목숨에 영향을 줄 수 있는 기능을 가진 기관은 없으나 생명을 이어주는 통로이기 때문에 인체에서 어느 부위보다 중요한 역할을 맡아보고 있다. 경동맥은 생명줄이라고 해도 과언이 아닐 것이다. 그래서 목이라는 단어는 생명과 같은 의미로 쓰일 때가 많다. 목에 있는 근육이 마비될 때에는 사경으로 얼굴까지 변형을 일으키는 것은 물론 몸 전체의 균형을 잃게 하는 수가 있다.

1) 목은 어느 때 아픈가

우리는 목이 아프다는 소리를 자주 하게 된다. 사람이 잠에서 깨어 활동하는 시간에는 팔과 다리보다 목을 더 많이 사용하게 된다. 그러나 목을 많이 써서 아픔을 호소하게 되기보다 움직이지 않고 고정하고 있을 때 더 통증을 유발하게 된다. 목은 특수한 관절 구조를 가지고 있어서 무게에 의한 충격도 잘 흡수할 뿐 아니라 많은 운동을 하여도 지칠 줄을 모른다. 전통 농악놀이 가운데 고꾸매돌리기가 있다. 길이가 긴 것은 12발이나 된다. 이것을 몇 시간씩 돌려도 지칠 줄을 모른다. 그러나 움직이지 않고 있으면 오히려 피로가 더하게 된다. 누워 있을 때가 아니면 무거운 머리의 무게를 지탱하고 있기가 힘에 겨운 것이다. 그리고 경추의 추간판은 움직여야 수축성에 의하여 순환을 이루게 되므로 부동자세는 피로를 가중시키게 된다. 그러나 양반 노릇을 하던 한국 남성들은 언제나 목을 빳빳이 세우고 있는 것을 덕목으로 생각했다. 그리고 무거운 짐을 이고 다니던 여성들 또한 목디스크의 위험이 많았다. 그렇지만 우리나라에는 목디스크와 비슷한 병명도 없었다. 그런데 목을 자유롭게 운동할 수 있는 생활환경이 된 지금에 목디스크가 많이 생기고 있다. 턱 밑에 있는 편도선과 후두융기 양쪽에는 갑상선이 있는데 이것들에 의한 병도 만만치 않다. 그래도 목디스크만큼 난치병은 아닌 것 같다.

2) 전통 접촉 치료술의 치료는

옛날부터 고침단명이라 하여 알맞은 베개의 중요성을 강조한 말이 있다. 이것은 목의 건강이 바로 생명과 관계가 있다는 것을 뜻하는 것이기도 하였다. 목을 굽히지 않고 생활해야 하는 양반 노릇도 어렵다. 거기에 양반들이 지켜야 할 일 30여 가지가 있었다. 그 가운데 이빨을 딱딱 마주쳐 주는 일과 머리 목을 두드려주는 일이 있었다. 연암 박지원의 양반전에도 뇌고라는 말이 나온다. 양손 바닥을 좌우 귀에 대고 손가락을 뒷통수로 한 다음 촉지와 중지로 두드려주는 것이다. 뒷통수와 목의 기초 부위를 풀어주었다. 양반들은 책을 읽어야 한다. 책을 읽자면 가장 피로를 많이 느끼게 되는 것이 눈과 목이었다. 이 피로를 효과적으로 풀어 줄 수 있는 방법으로 어떻게 하는 것이 양반의 품격을 더 살릴 수 있는 일이었을까 생각해 보아야겠다. 양반은 눈을 자주 깜빡이거나 몸을 가볍게 움직이는 것을 금하고 있었다. 한여름에도 옷을 벗으면 안

되었고 냉수를 마시고도 고기를 먹은 채 이빨을 쑤셔야 했다. 그런데 이를 마쳐 주고 목을 두드리면 긴장되어 있던 근육도 풀어주고 머리로 올라가는 혈관의 순환을 촉진시켜 정신을 맑게 가지는 데 도움을 주었다. 그러나 목디스크 같은 병을 없애 주었던 것은 '서울 구경시키기'가 아니었나 여겨진다. 누구나 어릴 때부터 자주 하던 놀이이었으니까. 목을 위로 견인시키는 이 놀이는 해당 근육을 튼튼히 하는 데 큰 몫을 했을 뿐 아니라 척주 교정의 효과도 있었을 것이다.

3) 시행 방법

목이 노출되어 있으면 체온의 30%를 체외로 방출시킨다. 부모님들이 아이들의 감기를 걱정하면서 목도리를 제일 먼저 갖추어주려고 하던 것도 예삿일이 아니었음을 알 수 있다. 혈관과 기도 및 식도의 보온을 위하여 헐렁하게 목도리를 잘해 주었다. 또 조직이 뭉친 경우 이것을 풀어주기 위하여 엄지와 검지로 깊숙이 꼭꼭 잡아 주었다. 피부나 근육을 얕고 세게 잡으면 고통스럽다. 그러나 깊게 잡고 은근히 누르면서 천천히 비벼주면 아픔도 덜하고 뭉쳐 있는 조직도 잘 풀리게 하였던 것이다. 목디스크를 치료하는 방법으로 병원에서 견인기를 사용하고 있다. 그런데 머리부터 척추의 위치를 바르게 잡아주고 거기에 작용하는 근육을 튼튼하게 해 주는 방법을 썼다. '서울 구경시키기'이다. 양 손바닥으로 두 귀의 위에 덮어 누른 채 지그시 힘을 가하여 머리를 추켜올리면서 척추기립근을 강화시켜 주었다. 그렇지만 목뼈가 빠질 위기로 몰아가지는 않았다. 턱을 걸쳐 들어 올리지 않고 두 귀를 양 손바닥으로 집어 올렸기 때문에 안전장치까지 되어 있었다. 귀는 비교적 감각이 예민하므로 압박으로 고통이 심해지면 곧바로 방어도 하게 되었다. 그리고 어떻게 해야 된다는 식이 없었어도 서울 구경시키기를 끝내는 동시에 턱과 목, 나가서 어깨까지 살짝 쓰다듬거나 주물러주었다.

★ 쓰두로 치료

모든 일은 스스로 해결할 수 있으면 얼마나 좋을까? 자기 몸에 생기는 병 역시 자력으로 치료할 수 있는 방법이 최선일 것이다. 턱 밑 목줄띠기에 불쑥 나온 후두융기(Adam's apple) 양옆에는 경동맥이 잘 감지되고 있다. 이곳은 족양명위경의 인영혈이다. 이 인영혈은 혈압을 조절할 수 있는 경혈로 잘 알려져 있다. 동맥경화증이 있는 사람은 이 부위에 긴장도가 높고 혈관이 굳어져 있다. 따라서 요즘처럼 순환기 질환이 많은 때에는 이 부위를 잘 풀어주는 것만으로도 큰 효과를 얻을 수 있다. 그리고 목의 유연성을 유지하기 위하여 굽히기와 돌리기 등 운동을 자주 해야겠다. 임맥경 쓸기와 위경 쓸기도 꾸준히 하면 목에 생기는 질병의 예방과 치료에 효과가 좋다.

5. 가슴앓이와 화병

1980년대에 미국 캘리포니아의 의사가 한국 여인을 치료하던 중 독특한 증상임을 발견하여 새 병명을 가지게 되었다. 한국 여성들은 속이 상해도 그것을 밖으로 풀지 못하고 그대로 참고 견디어야 했다. 이것이 독특한 증상이 되어 세계보건기구에까지 보고가 되었다. 정조대왕의 어머니 혜경궁 홍씨의 한중록에도 화증이란 말이 나온다. 쌓이고 쌓인 한을 언제나 참고 살아야 했던 한국 여인들의 독특한 병이 되었던 것이다. 그렇다고 남성들이라 해서 마음이 늘 편했을까? 계급사회였었던 것도 그렇지만 불끈불끈 치미는 화를 참고 사는 것은 남녀노소의 구별이 없었던 것이다. 그리고 가슴에 생기는 병들을 일컬어 가슴앓이라고도 하였고 속이 상하면 화병이 났다는 말을 쓰기도 하였다.

1) 가슴앓이와 화병은 언제 생기나

억울한 일을 그대로 참으면 병이 된다고 하였다. 풍요를 누리게 된 요즘이지만 정신병 환자는 더욱 늘어나 다른 모든 환자보다 그 수가 많다는 말도 있다. 마음만 먹으면 이루지 못할 일이 없는 것 같은 자유로운 세상이지만 사람들의 요구는 한층 더 커가고 있기 때문이다. 그렇게 생각하면 한 시절의 가슴앓이나 화병은 너무 당연한 것이었을까? 우리의 속담에 '참을 인 자를 세 번 생각하면 살인을 면하게 된다.'고 하였다. 그러니까 이 가슴앓이와 화병은 참고 견디다 못해 생기는 병이었다고 할 수 있겠다.

2) 전통 접촉 치료술의 치료는

어려운 형편도 그렇지만 이러한 병에 약을 쓰거나 침을 맞는 일은 드물었다. 증세가 심해 졸도를 하면 몰라도 각자의 증상일 뿐이었다. 우리는 하도 억울해서 가슴을 쥐어뜯었다고 했었다. 그리고 속이 치밀어 매일 가슴을 쓸어준다고 했다. 가슴앓이가 생겨 주무르다 보니 증세가 가라앉았다고도 하였다. 이것은 어쩔 수 없는 자구책이면서 반사적인 행동이었다. 이런 것을 치료라고 할 수 없겠으나 우리의 전통적인 접촉 치료는 본능적인 동작으로 시행되고 있었던 것이다. 가슴은 부끄러운 부위이므로 타인과의 접촉도 어려웠다. 그러나 허물이 없는 사이에는 이것도 자연스러운 행위로서로 쓰다듬어주었을 것은 분명한 사실이다.

3) 시행 방법

이것은 반사적이고 본능적이며 자연스러운 동작에 치료가 되었다. 따라서 별도의 치료 방법을 찾지 않을 정도로 그 고통을 참고 견디었다고 볼 수 있다.

★ 쓰두로 치료

임맥경과 위경을 경로대로 쓸며 호흡법을 시행하면 머리와 가슴이 시원해진다. 그 경로를 좀 강하게 쓸면 압통점이 나타나는데 이것이 풀리는 데 따라 증세가 가벼워진다.

6. 요통

허리의 통증은 참기도 어렵지만 활동에도 큰 지장을 준다. 허리
가 아픈 것은 그 관절의 이상으로 생길 수 있지만 거기에서 분포해
나가는 신경에 따라 고통이 더해지고 운동에도 지장이 생긴다. 다
리로 내려가는 긴 신경줄기인 좌골신경통이 크게 문제가 되었었
다. 그런데 대부분의 좌골신경통의 원인이 추간판 탈출로 밝혀진
뒤 그 제거 수술이 널리 시행되었다. 그래서 그 문제가 해결되는
듯했으나 아직도 미결로 되어 있는 것이 나타나고 있다.

1) 요통은 언제 생기나

전에는 농작업이나 공사장 노동이 대부분 허리 운동으로 이루어
졌다. 물건을 운반할 때도 척추는 감당하기 어려운 무게로 압박을
받았다. 여성들이 공사장에 나가는 일은 드물었지만 일이 힘들어 허
리에 부담을 주기는 남녀의 차이가 없었다. 밭매기와 빨래하기 부엌
일은 허리를 펼 겨를이 없을 정도였다. 이러한 과도한 육체노동으로
요천관절에 염증이 잘 생겼다. 이 염증은 주변 신경과 근육으로 퍼
져나가기가 쉬웠다. 또 관절을 지탱하는 근육이 약해짐에 따라 척추
사이에 있는 추간판이 밀려나 신경 줄기를 압박하게 된다. 추간판이
탈출하는 증상은 힘에 겨운 육체노동이 거의 사라진 현재에 이르러
한층 나빠지고 있다. 불량한 자세로 위험성을 더하고 잇기 때문이
다. 요즘은 사람들의 직업이 주로 앉은 자세에서 진행되고 있다. 그

러므로 고정된 자세에서 척추와 함께 허리 운동이 턱없이 부족하게 된다. 그래서 대부분 요통을 지니고 생활하고 있다.

2) 전통 접촉 치료술의 치료는

요즘은 난방장치도 대부분 보일러에 의해 자동으로 되어 있다. 80년대까지만 해도 도시를 비롯해 온돌방에서 지냈다. 그런데 이 온돌이 몸살감기나 신경통 그리고 요통에는 훌륭한 치료제가 되었다. 온돌에서는 적외선이 나오는데 이것이 몸 깊숙이까지 영향을 주었다. 핫팩 찜질보다 더 효과가 있었던 것이다. 온돌방은 열이 고루 가지 않아 윗목은 덥히기가 어렵지만 아랫목은 웬만하면 따끈따끈해 전신에 적외선 치료가 되었다. 이 찜질에 맛을 들여서인지 아랫목 장판은 열을 올리느라 대개 누렇게 눌어 있었다. 이때 흘리던 땀의 효과를 잊지 못해서인지 사우나와 한증막 그리고 찜질방이 지금도 성업을 이루고 있다. 또 빼놓을 수 없는 것이 밟기와 두드리기였다. 어른들은 주로 아이들을 시켜 밟으라고 했는데 성이 차지 않을 때는 정말 방망이까지 동원했다. 그때는 집집마다 다듬잇방망이가 있었는데 이것으로 두드리라고 했다.

3) 시행 방법

방을 덥히는 데는 가랑잎보다 장작이 좋았다. 그것도 참나무 장작이 열이 좋았다. 땀을 위해서는 푹신한 요가 필요 없었다. 오히려 맨바닥이 더 효과가 있었다. 살이 델 정도가 아니면 장판이나 돗자리 위에 그대로 누워있으면 되었다. 피로가 쌓여있을 때이므로 그대로 잠을 청하면 되었다. 또 그때는 방마다 화로가 있었는데 불돌도 좋은 치료제가 되었다. 배가 찬 사람은 불이 빨리 사위는 것을 방지하기 위해 화로에 놓인 불돌을 천에 싸서 환부에 얹어 놓았다. 이렇게 하면 전후 양면으로 적외선 치료를 받는 셈이었다. 거기에 심부름을 하는 아이들은 대개 힘이 약하였다. 그래서 주무르기에는 힘이 모자라므로 체중을 실어 꾹꾹 밟도록 했다. 그리고 환부를 방망이로 살살 두드리게 했다.

★ 쓰두로 치료

다리 쓸기와 두드리기에 허리 두드리기를 꾸준히 해 나가도록 한다. 척추 특히 요추에 시원한 느낌이 올 때까지 굽히고 펴고 좌우로 돌리고 상하로 당겨주기를 꾸준히 하도록 한다. 허리의 관절과 근육과 신경을 서서히 가볍게 꾸준히 움직여주면 증세가 호전된다. 그리고 발바닥의 중족골 사리를 문지르거나 누르면 통증이 나타나는 부위가 있는데 이것을 풀어주도록 한다.

7. 삐었을 때

과격한 운동이나 육체노동을 하지 않는 사람도 일상생활 가운데 손이나 발 그리고 어깨나 허리를 자주 삐게 된다. 삐는 것을 의학 용어로는 염좌라고 한다. 그런데 아무리 의술이 발전한 현대이지만 이 염좌의 치료에 있어서는 우리나라 전통 치료만큼 간단하면서도 효과적인 치료 방법을 발견할 수 없었다. 물론 침술이 제일 큰 몫을 하고 있었지만 접촉 치료술도 상당한 구실을 하였음을 밝혀 두어야겠다.

1) 어느 때 삐게 되나

우리가 소위 좌상을 입게 되는 것은 준비운동이 없이 갑자기 움직일 때가 많다. 그러나 아무리 준비운동이 충분하더라도 관절의 가동 범위를 지나쳐 무리하게 되면 좌상을 일으키거나 탈골에 이를 수 있다. 그런데 이 염좌도 기가 부족하면 잘 생긴다고 한다. 대부분 발이나 손을 잘 삐지만 어떤 사람은 목에 자주 좌상을 입는다. 기침이나 재채기를 하다가도 목이나 옆구리를 삐어 고생을 한다. 몸에 잘 맞지 않는 옷이나 신발도 염좌의 원인이 된다. 또 한번 삔 것을 완치시키지 못한 채 그대로 활동하다가 습관성 염좌를 일으키는 수도 있다. 이것은 그 관절을 구성하고 있는 근육이나 인대가 탄력성을 회복하지 못할 만큼 기능이 상실되었기 때문이다. 심한 경우에는 관절 연골에 손상을 가져와 염증을 일으키고 이것이 근거가 되어 관절염으로 진행하는 수도 있었다. 또 염좌나 탈골보다 골절을 자주 입는 사람도 있다. 뼈가 약하기 때문이다. 그러나 대체적으로 염좌를 많이 일으키는 이유는 갑자기 무리하게 관절을 움직이게 되기 때문이라 해야겠다. 50년 전만 하여도 주로 농업이 주업이었다. 지금과 같은 농기계가 없을 때이므로 거의 모든 농사를 인력으로 해야 했다. 따라서 심한 노동에 삐는 사람이 많았다. 무거운 짐을 몸으로 옮길 때 그 위험은 더하였다. 그리고 전에는 어느 길에 가든지 지금과 같이 평탄한 곳이 없었으므로 다리를 자주 삐게 되었다.

2) 전통 접촉 치료술의 치료는

양복을 입다가 한복을 입어 보면 우선 주머니가 없어서 불편하다. 무슨 작업을 할 때 거추장스러움도 더하다. 그러나 한복을 입고 생활하다가 양복을 입으면 몸이 졸리는 것 같이 답답해지는 것을 발견할 수 있다. 짚신을 신다가 운동화나 구두를 신는 것도 마찬가지다. 즉 우리의 전통적인 복장은 인체에 가해지는 압박이 덜하여 기와 혈액의 유통이 원활하였다. 이 결과 염좌의 발생을 많이 줄여 주었다. 그러나 육체노동으로 생활하던 때라 염좌가 많았다. 염좌 시에 치료는 주로 사혈침을 사용하였다. 이 방법은 지금도 가장 효과적이고 능률적인 것이라 할 수 있다. 병원에서는 깁스로 고정시켜 관절을 쉬게 하는 방법을 주로 사용하고 있다. 그런데 이것은 치료 기간이 너무 길다. 그리고 해당 부위의 충혈된 혈액을 원상태로 회복시키기가 어렵다. 침을 두려워하는 사람들은 파나 선인장 혹은 솔잎을 직접 찧어 붙이거나 치자를 밀가루에 개어 붙였다. 골절이 되었을 때에는 녹번동에서 나는 산골이란 돌가루를 구해 먹기도 하였다. 그런데 여기서 중요한 것은 우리의 전통 접촉 치료술이었다. 우리의 부모님들은 삔 사람을 만나면 우선 그 관절을 지긋이 당겨주었다. 이것은 접질린 조직을 제 위치로 돌리는 역할을 하였다. 그리고 환부를 무지하리만큼 아프게 눌러주었다. 이것은 탈골을 교정시키고 어긋난 근육이나 인대를 환원시켜 주었다. 그리고 냉수에 환부를 담그게 하고 손바닥으로 쓸어준 다음 부목 같은 것을 대어주었다. 이러한 방법은 요즘 병원에서 깁스를 하는 방식과 다름이 없는 과학적인 방법이었다.

3) 시행 방법

전통 접촉 치료술의 시행 방법에 대하여 좀 더 자세히 알아보기로 한다. 염좌는 생명에 크게 영향을 주는 것이 아니었으므로 비교적 가볍게 여겼던 것 같다. 그러나 지혜로운 사람들은 그 예방에서부터 주의를 기울였다. 가장 염좌를 자주 일으키는 다리는 버선이나 신을 신기 전에 미리 발목 관절 운동을 시켜 주었다. 발목을 한쪽 손으로 고정시키고 다른 손으로 발을 붙잡아 이리 저리 돌리며 준비운동을 시켜주었다. 이렇게 하면 버선이나 신을 신기에도 편하고 걷기에도 가벼웠다. 그리고 웬만한 충격에도 좌상을 입는 일이 없었다. 좌상을 입은 부위는 조금 시간이 경과하면 붓기 시작하여 만 하루 정도가 되면 부기가 최고에 이르는 것이 보통이다. 그래서 침을 맞을 때 하루가 지나서 맞으라고 하였던 것 같다. 상태가 아주 심할 때에는 부목을 환부에 대고 움직이지 못하게 하였다. 그러나 접촉 치료술에는 그러한 제한이 없었다. 염좌를 당했을 때 바로 환부를 지긋이 당긴 다음 그 마디 근처를 꼭꼭 눌러주면 시간이 지나 부었을 때 하는 것보다 고통도 적고 치료 효과도 높이는 것이 되었다. 그리고 냉수에 발을 담그게 하였다. 환부를 쓸어줄 때에는 주로 말단 부위로 쓸어내리게 하였다. 이것은 부기를 몸의 중심으로 옮겨가지 않게 하기 위함이었던 것 같다.

★ 쓰두로 치료

해당하는 관절에 작용하는 근육이나 인대 건 그리고 관절 연골 같은 것은 그 충격의 강도에 따라 손상을 입는다. 이 좌상을 치료할 때는 종래의 방식대로 먼저 손상된 관절을 지긋이 당겨 주고 눌러주어 제 위치를 잡아주도록 해야 한다. 그러나 시간이 경과하여 부기가 심할 때에는 통증도 심하고 관절을 제 위치에 환원시키기도 어려우므로 장기 치료에 임해야 한다. 침이나 부항을 사용하여 사혈시키지 않고 접촉 치료술만으로는 상당히 긴 시간이 필요하다. 그러나 환자가 깁스를 한 것처럼 환부를 고정시킨 채 움직이지 않고 있을 만한 사람이면 접촉 치료술로 더 좋은 효과를 볼 수 있다. 따라서 여기에서는 일반적인 경우를 기준으로 그 치료 방법을 소개하기로 한다. 해당 관절 부위를 위주로 하지만 그 상하 관절 부위까지 광범하게 시술하도록 하는 것이 효과적이다.

(1) 쓸어주기

(가) 손바닥으로 쓸어주기

환자를 가능한 한 편한 자세에서 환부를 안정감 있게 고정시킨 다음 손바닥으로 부기가 있는 곳에서 말단 쪽으로 한 마디 떨어진 관절 부위부터 시작하여 넓게 쓸어 올린다. 종래에는 쓸어내렸으나 부기를 내리는 데는 몸의 중심부 쪽으로 쓰는 것이 효과적이다. 처음에는 가볍게 하다가 차츰 무게 있게 쓰는데 손가락과 발가락 같은 말단 관절이 아닌 경우 시작하는 부위를 멀리 잡아서 한다. 쓸어 올려 손이 밎는 부위도 환부에서 20cm 정도까지 올려 쓴다. 상태에 따라 한쪽 손으로만 할 수도 있고 양손을 함께 하여 환부를 모두 감싸고 쓸 수도 있다. 팔이나 다리에 손상을 입었을 때는 환부를 좀 높게 하고 쓸어주면 부기가 빠지는 데 도움이 된다. 그리고 한쪽만 쓸지 말고 해당 관절의 전후좌우를 골고루 쓸어주는 것이 효과적이다.

(나) 엄지로 쓸어주기

부기가 어느 정도 내리고 좀 더 깊이 쓸어 줄 필요가 있을 때 양 엄지를 나란히 모아서 쓸거나 한 쪽씩 따로따로 한다. 몸의 중심을 향하여 쓸어준다. 손목이나 팔꿈치 혹은 발목이나 무릎에는 그 마디의 둘레를 따라 가로로 쓸어 줄 수도 있다. 이 방법은 염증성 삼출물이나 울혈을 잘 순환시켜 주게 된다.

(다) 손가락 끝을 모두 모아 쓸어주기

엄지를 뺀 네 손가락 혹은 다섯 손가락 끝을 모두 모아 옆으로 나란하게 한 다음 환부에 대고 지그시 누르면서 쓸어 올린다. 환부가 넓을 때는 양 손가락을 모두 모아서 시행한다.

(라) 두 손가락으로 쓸어주기

환부가 손가락이나 발가락처럼 가늘 때에는 엄지나 검지 혹은 다른 두 손가락 사이에 손상된 부위를 넣고 쓸어 올려준다.

(2) 주물러주기

(가) 손바닥으로 주물러주기

부기가 상당히 내린 다음 주무르기를 한다. 그러나 치료 효과를 높일 욕심으로 무리하게 해서는 안 된다. 주무르기가 염증을 더 성하게 만들 수 있기 때문이다. 경험이 없는 사람은 조금씩 시행하며 경과를 보고 하는 것이 현명하다. 시작하고 마치는 위치와 방향은 손바닥으로 쓸기를 하던 것과 같다.

(나) 엄지로 주물러주기

엄지로 쓸기를 하던 위치와 방향으로 해당하는 관절을 주물러준다.

(다) 손가락 끝으로 주물러주기

손가락 끝으로 쓸기를 할 때의 위치와 방향으로 모든 손가락 끝을 사용하여 환부를 주무른다.

(라) 두 손가락으로 주물러주기

두 손가락 즉 모지와 촉지 혹은 모지와 중지로 쓸기를 하던 때의
위치와 방향으로 한다. 두 손가락을 사용하여 발가락이나 손가락
같은 환부를 주물러주는 것이다.

(3) 눌러주기

(가) 손바닥으로 눌러주기

손바닥으로 쓸기와 주무르기를 하던 때의 위치와 방향으로 누르
기를 한다.

(나) 엄지로 눌러주기

엄지로 쓸기와 주무르기를 하던 때와 같은 위치와 방향으로 누르
기를 한다.

(다) 손가락 끝으로 눌러주기

손가락 끝으로 쓸기와 주무르기를 하던 때와 같은 위치와 방향으
로 누르기를 한다.

(라) 두 손가락으로 눌러주기

두 손가락으로 쓸기와 주무르기를 하던 것과 같은 위치와 방향으
로 누르기를 한다.

(4) 운동

좌상을 입은 환자의 환부를 병원에서 고정시켜 주는 것처럼 2~4주간 관절을 움직이지 않도록 하는 것이 필요하다. 손상된 조직이 회복되게 하기 위해 하는 것이다. 그러나 큰 손상이 아니어서 관절의 운동에 고통이 없을 때에는 굽히기와 펴기를 해 준다. 그리고 회복에 따라 돌리기 운동도 해 준다. 또 약해진 관절의 힘을 길러 주기 위하여 부하를 걸어가며 점진적으로 강한 운동을 시킬 수 있다. 관절을 고정시키는 기간이 길 경우 석회화를 방지하기 위하여 해당하는 부위의 근육만 움직여 주기도 한다. 관절을 움직이지 않은 채 근육만 운동시켜 주는 것이다.

(5) 두드리기

두드리기는 보통 생략한다. 좌상을 입었을 때는 침으로 사혈하는 것이 치료 효과가 매우 신속하여 접촉 치료술이 잘 활용되지 않았으나 침을 두려워하는 사람에게는 좋은 치료법이 된다. 침을 놓을 때에도 먼저 관절을 견인시켜 제 위치를 잡아주던 것은 역시 접촉 치료술의 한 응용방 법이었다. 그리고 요즘처럼 깁스를 하거나 부목을 대어 관절을 고정한 뒤에 물리치료로 회복을 시킬 때에는 병원에서도 마사지를 많이 활용하고 있다. 가정에서 염좌 시에 온찜질을 잘하는데 이것은 상당한 주의가 필요하다. 염좌 초기에는 냉찜질을 해 부기를 최소화한 뒤 온찜질을 하도록 해야 한다. 염증을 제거하기 위해 겨자를 넣은 밀가루 반죽을 붙여 주었을 때도 주무르거나 온찜질이 효과적이다.

8. 남성 질환을 치료할 때

동물은 물론이지만 사람 역시 종족 보존에 대한 의지는 본능이라고 할 만큼 강하다. 그래서 남자는 여러 가지 역할 가운데 성별에 따르는 자기 몫을 하기 위하여 애를 쓰고 있다. 이 방면에 대한 우리 전통 접촉 치료술은 어떠하였는지 알아보기로 한다.

1) 남성 질환은 언제 생기나

질병의 원인을 살펴보면 여러 가지 특성을 가지고 있다. 그리고 그 질병들의 특성을 분류해 보면 체질 습관 연령 직업 식품 지역 기후변화 및 성별에 따라 차이가 생긴다. 또 여기에 출생과 종교 학력 등등을 추가하여 생각할 수도 있다. 그런데 질병의 특성 가운데 가장 구별이 확실한 것으로 남녀 성별에 따르는 것이 있다. 남성은 아무리 하여도 자궁 질환을 앓을 수 없으며 여성은 전립선에 대한 병을 경험할 수 없다. 그러므로 여기에서는 남녀 성별에 따르는 질환 가운데 가장 대표적인 것을 알아보기로 한다.

요즘 남성들은 환경호르몬에 의하여 정자의 수가 불임 상태에까지 줄어들었다고 한다. 한번 사정하는 정자의 수가 1억 개가 넘어야 수정이 가능한데 그 수가 여기에 미치지 못하게 되었다는 것이다. 남성은 서양식 고단백 식품에 의하여 전립선비대 환자가 날로 늘어난다고 한다. 또 남성들은 과중한 정신노동과 스트레스로 발기부전 환자가 늘어난다고 한다. 이러한 증세는 오늘의 현대인에게

당면한 문제가 되겠으나 예전이라고 하여 이러한 환자가 없었던 것은 아니었을 것이다. 성기능 장애와 불임증 같은 문제는 오히려 더 심각하였을 것이다. 의학에 대해서 무지하였을 뿐 아니라 여러 가지 조건이 현재보다 훨씬 불리하였기 때문이었다.

2) 전통 접촉 치료술의 치료는

사내아이를 키울 때는 아래를 서늘하게 하여 키우라고 하였다. 우리 조상들이 어떻게 이러한 지식을 습득하게 되었는지 모르지만 현대 의학은 이것이 과학이었음을 증명해 주었다. 정소에서 정자를 잘 생산하기 위해서는 그것이 체온보다 낮아야 한다는 것이다. 정소가 복강 안에서 밖으로 노출되게 된 것도 그러한 이유가 있었기 때문이었다. 또 정소를 감싸고 있는 음낭에 주름이 많은 이유도 난방장치의 라디에이터처럼 열을 방상시켜 체온을 떨어뜨리려는 조물주의 목적이 있었다. 그리고 어린아이에게 불알 따먹기와 고추 따먹기를 하여 생식기의 발육을 촉진시켜 주고 성 신경을 발달하게 하였다. 또 이러한 행위는 무의식중에 성기의 위치를 바로잡아주는 역할도 하였다. 중복되는 말이 되겠으나 새신랑 달아 먹기로 발바닥을 두드려 주던 풍속도 상기할 만한 일이라 하겠다. 양기를 돋아주기 위하여 성기에 볕을 쪼여 주기도 하고 조루증을 치료할 목적으로 음낭과 음경을 차가운 자갈돌에 비벼주기도 하였다.

이러한 것들은 성기의 발육은 물론 건강한 정자의 생산과 성생활에 활력을 가져다주었다.

3) 시행 방법

어릴 때에는 밑을 가리지 못하므로 마음대로 싸게 하기 위하여 아래가 터진 바지를 입혔다. 그런데 아래가 터진 바지를 입게 하였던 것은 밑을 서늘하게 해 주려는 목적도 있었다. 성인이 되어서도 남성들은 바람이 술술 통하는 베로 팬티를 만들어 입게 하였다. 요즘처럼 베가 비쌀 때도 여름에는 반드시 베나 모시로 팬티를 해 입는 사람도 있다. 의학에 대한 지식에서보다 전통적으로 해 오던 우리의 의생활로 부지중에 정소의 기능을 왕성하게 해 주었다. 그리고 어린아이의 고추 따먹기를 하던 어른들의 손을 보면 그것이 단순한 장난이 아니었음을 알 수 있다. 그 작은 성기가 귀엽기도 하지만 고추 따먹기를 한다 하여 손바닥에 그것을 다 움켜잡으려 하지 않았다. 아래로 훑어 내리는 것은 더욱 금하고 있었다. 반 주먹을 쥔 손으로 음낭과 음경을 슬쩍 걷어 올리며 그 위치를 바로 세워 주었다. 그리고 고추의 끝을 살짝 위로 당기어 길이를 늘려 주었다. 또 발바닥의 용천혈을 방망이로 때릴 때에도 목침 같은 것을 위에 대고 딱딱 치며 소리를 내어 아픔을 덜하게 하면서도 자극이 경락에 전해지도록 하였다. 자갈에 비벼 줄 때에도 아주 매끄러운 돌로 상처가 생기지 않도록 하였다.

★ 쓰두로 치료

다리 쓸기의 중요성을 강조하는 의미로 여기에 반복 그 내용을 적기로 한다. 이것은 일회성이어서는 안 된다. 습관처럼 기상 후나 취침 전에 꾸준히 시행하면 어떤 보양식 강장제보다 효과가 있을 것이다.

(1) 다리의 전측과 외측 그리고 후측(족3양경) 쓸어주기

두 다리를 앞으로 뻗고 편히 앉은 자세에서 양 손바닥을 활짝
펼쳐 허리의 좌우에 각각 대고 숨을 내쉬며 다리의 전측과 외측
그리고 후측을 쓸어내린다. 다리의 후측을 손쉽게 쓸어주려면 다
리를 바닥에서 약간 들리게 하면 된다. 이때 쓸어내린 손의 엄지는
둘째 발가락 끝 부위에서 멎고 나머지 네 손가락은 외측 발가락들
의 바닥 면을 감싸 잡게 된다. 발가락들을 한꺼번에 5~7차례 꼭꼭
눌러 준 다음 손을 발바닥으로 내린다.

(2) 발바닥 쓸어주기

다리를 쓸어내리며 몸에 있던 공기를 날숨으로 모두 배출한 채
발바닥에서는 호흡을 참는다. 발가락까지 이르렀던 손을 천천히
무게를 두고 쓸어내려 발바닥의 중심인 용천혈에 멎는다. 용천혈
을 손가락 끝으로 꾹 누르면 입에 침이 생기며 남근과 음낭으로 느
낌이 온다. 용천혈에 샘 천 자가 들어가 있는 의미를 실감할 것이
다. 꾹꾹 몇 번 누르며 항문을 옴찔옴찔하면 남근에까지 힘이 가
게 된다. 참았던 숨이 가빠지면 입에 고인 침을 꿀꺽 삼키며 발뒤
꿈치로 이어간다. 발바닥은 피로하기 쉬운 부위이므로 두 손을 모
아 한쪽 발바닥씩 중점적으로 꾹꾹 누르고 주무르며 쓸어주면 효
과적이다.

(3) 다리의 내측과 후내측(족 3음경) 쓸어주기

발뒤꿈치까지 이른 손을 오른 손바닥으로는 오른편 다리의 내측
을, 왼손바닥으로는 왼편 다리의 내측을 발에서부터 넓게 쓸어 올

리며 숨을 들이쉰다. 들이마시는 공기는 단전에 모으며 상체를 바로 세운다. 쓸어 올린 손은 양 샅을 거쳐 음부에까지 가 멎는다.

(4) 음부에 기를 모으고 비벼주기

다리를 쓸어 올린 손을 음부에 모은 다음 용천혈에서 했던 것처럼 항문의 괄약근과 음경에 힘을 모아 옴찔옴찔 운동시켜 준다. 근육과 음경에 힘이 주어지는 것을 충분히 느낀 다음 회음부와 음낭을 몇 차례 비벼준다. 그리고 정소와 음경을 앞으로 지긋이 당겨준다. 발기와 성기에 자신이 없을 때는 마지막으로 음경을 쥐었다 놓았다 하기를 몇번 반복한 다음 그 끝을 잡고 야구봉을 휘두를 때처럼 좌우로 휘둘러 준다. 그렇게 하여도 발기에 어려움이 있을 때는 음경의 뿌리 상측에 음모가 웅덩이처럼 되어 오목하게 된 곳을 비벼주면 된다. 어른들끼리 농담을 할 때 다리오금을 긁으라던 것을 생각해 보자. 누구나 다리오금은 무릎 뒤의 오목한 곳을 말한다. 그러나 어른들이 야릇한 미소를 흘리며 하던 '가운뎃다리 오금을 긁으라.'하던 것은 그곳이 아니었다. 음경의 뿌리 조금 위 음모 중에 오목한 자리를 이르는 것이었다. 그곳을 가운뎃손가락 끝을 대고 상하로 비벼주면 음경이 흔들리며 충혈에 이르게 된다. 그리고 성감도 느끼게 된다. 이 부위를 자주 비비기를 권하는 것은 확실히 효과가 있기 때문이다. 그리고 남성들은 성기에 대해 열등의식을 갖는 수가 많다. 그것이 아무 상관이 없는 것이라고 해도 그렇다. 그러나 이것도 음경을 당겨주던 전통 방식을 응용하면 해결책이 생긴다. 요도나 방광에 이상이 생겨 불통이 되면 소위 오줌주머니를 차게 된다. 이때 오줌주머니의 고정을 위해 도뇨 기구의 안 풍선 장치 같은 곳으로 바람을 불어넣게 된다. 여기에서 방광 내 풍선의 바람을 빼지 않은 채 밖으로 호수를 지긋이 당기면 방광 쪽의 남근이 밀려 나오며 길어진다. 너무 무리하면 요도가 파열될 수 있다. 의욕에 끝까지 잡아빼면 파열의 회복이 어려울 수 있다. 그러므로 요도에 통증이 느껴질 정도가 되면 공기를 배출시키면서 호수를 제거하면 된다. 이 방법은 본인이 전립선비대로 오줌주머니를 찼다가 최초로 경험한 틀림없는 사실이다. 해부학적으로도 남성의 음경은 그 크기가 거의 같다고 한다. 다만 일부가 안쪽에 치우쳐있어 그 차이가 생긴다는 말이 있다. 그러나 무리하게 시행해서는 안 된다.

9. 여성 질환을 치료할 때

여성 질환 가운데 가장 심각한 것은 불임증이라고 생각된다. 아무리 최신 의학의 혜택을 입어도 여성의 첫 번째 역할인 출산에 대한 문제를 해결하지 못하는 수가 많다. 여기서는 이에 따르는 여러 가지 여성 질환의 해결 방법에 대하여 알아보기로 한다.

1) 여성 질환은 언제 생기나

여성에게만 발생할 수 있는 질병은 난소와 자궁 그리고 질에 생기는 병들이라고 할 수 있다. 유방은 적지만 남성에게도 병이 있을 수 있는 것이니 이를 제외하고 보면 생리 이상에 대한 문제가 크다. 여성 질환 원인의 대부분이 여기에 기인한 것이라고 해도 과언이 아닐 만큼 심각하다. 생리 이상은 여성 생식기의 발달이 제대로 이루어지지 않은 것을 이유로 들 수 있다. 난소가 불완전하여 난자를 제대로 생산하지 못하면 매월 있어야 할 생리가 없거나 고르지 못하게 된다. 또 자궁에 이상이 있을 때에도 정기적으로 있어야 할 생리에 탈이 생긴다. 또 질이 막혀있으면 생리가 체외로 배출되지 못하게 된다. 전에는 여성 질환의 원인은 생식기가 선천적으로 발육의 이상을 가져와 기형을 이루었다든가 영양상태가 좋지 않은 것이 원인이 될 때가 많았다. 그리고 성에 대한 지식이 없어 잘못 대처하는 바람에 생기는 병도 많았다. 또 불결하게 하여 염증을 일으키는 수도 많았다. 염증이 심해져 분비물이 생기는 것을 냉이 흐른다 하며 색깔까지 변하면 적색 청색 등 대하라고 말하였다. 그리고 냉이 심하게 되면 출산이 어렵게 되는 것으로 알고 있었다.

2) 전통 접촉 치료술의 치료는

우리의 부모님들은 사내아이들의 아래를 서늘하게 하여 키웠다면 여자아이들은 따뜻하게 해 주었다. 아랫배를 차갑게 해 주면 혈액순환의 장애를 가져와 여성 생식기의 기능장애를 가져오기 쉬웠다. 그리고 침입하는 세균에 대한 저항력이 떨어지게 되었다. 세균들은 온도와 습도 그리고 영양의 3조건만 맞으면 번식을 잘한다. 그런데 항상 밖으로 노출되다시피 한 여성들의 외음부는 이 3조건이 잘 갖추어져 있었다. 그곳을 차갑게 하여 혈액순환에 지장을 가져올 때에는 저항력이 약해져 병균들의 증식처가 될 수 있었다. 그래서 우리는 전통적으로 여자들은 아래를 따듯하게 해 주도록 하였다. 또 이렇게 병세가 발전하는 과정에 생리불순과 함께 생리통을 일으키는 때가 많았다. 이럴 때는 역시 온돌이 좋은 치료제가 되었다. 뜸을 뜨던가 화로에 있던 불돌로 찜질을 해 주었다. 쑥을 삶아 김을 쪼이거나 찜질을 해 주기도 하였다. 아궁이 앞에서 불을 지피던 일도 적외선 찜질이 되었다고 하였다. 그리고 손으로 배를 쓸어주고 허리를 주물러주던 일도 빼놓을 수 없는 치료법이었다.

3) 시행 방법

어릴 때에는 모르지만 나이가 들어가면 여자들은 부끄러움과 엄격한 풍습 때문에 접촉 치료는 잘 행해지지 못하였다. 고통이 심하여 옆에서 보기가 안타까울 정도가 되면 어머니가 딸에게나 딸이 어머니에게 혹은 자매들끼리 조금씩 쓸고 주물러주어야 했던 것은 있을 수 있는 일이었다.

'여자는 사흘에 한 번씩 두드려주지 않으면…'이란 말을 구실로 삼아 가며 부인병에 대한 접촉 치료술을 하지 않으면 안 될 정도로 남녀의 접근을 꺼리고 있었기 때문이었다. 그러나 고통이 심할 때는 어쩔 수 없었다. 또 가족들 간에는 부끄러움이나 체면보다 서로의 고통을 덜어주는 일이 급하였다. 그래서 북어를 두드리듯 자근자근 두드려주기를 하였을 뿐 아니라 밟기를 잘하였다. 허리나 엉덩이를 지그시 밟아주면 허리의 통증도 가벼워질 뿐 아니라 경혈을 자극하여 생리불순의 치료에도 도움이 되었다. 아랫배를 슬슬 밟아주면 변비나 설사에도 좋았고 냉증의 치료에도 효과가 있었다. 물론 임신 중에 밟으면 안 되지만 생리불순과 불임증 치료에는 도움이 되었다. 밟기는 차가운 배를 따뜻하게 만들도록 혈액 순환과 대하증 같은 염증 기의 소통에 효과가 있었다.

★ 쓰두로 치료

남성들이 환경 호르몬에 의하여 정자 수가 줄어가고 있다면 여성들은 냉방장치와 미의 추구를 위한 지나친 노출이 문제를 가져오고 있다. 건강을 배려하지 않는 복장과 몸매 가꾸기에 대한 부작용이 심각한 것으로 여겨지고 있다. 그러면 여기에서는 이러한 문제들을 해결하는 데 도움이 될 만한 접촉 치료술에 대하여 알아보기로 한다.

(1) 두드리기

발바닥을 약간 하늘을 향하게 하고 다리를 편하게 뻗은 채 자연스럽게 앉은 자세에서 두드리기를 시작한다. 머리 가슴 배 그리고 등과 허리 및 다리와 발바닥을 손가락 끝이나 가볍게 쥔 주먹으로 경쾌하게 두드려 전신이 시원하게 기가 통하도록 한다. 동시에 아래윗니를 천천히 딱딱 맞춰 준다. 이것을 5~10분씩 매일 계속해 나가면 '여자는 3일에 한 번씩 두드리지 않으면…'이라고 했던 조상님들의 지혜를 실감하게 될 것이다. 흔히 남성의 생식기는 그 사람의 코에, 여성은 입에 비유하는 수가 있다. 밝은 색깔의 입술은 여성의 매력이다. 입을 다문 채 혀 운동을 시킨 뒤 입술끼리 자근자근 깨물어주면 혈액순환과 함께 머리도 맑아진다. '치타'라 하여 이를 '딱. 딱.'마주치던 일은 양반들이 하던 행위였다. 그런데 이 '치타'를 서서히 하며 항문과 음부의 근육을 '옴찔 옴찔' 운동시키는 습관을 기르면 의외의 효과를 얻을 수 있다. 임신 시에는 허리와 배 그리고 다리의 두드리기를 삼가야 한다. 치타는 약하게 천천히 하도록 한다. 이를 오래도록 세게 마주치면 잇몸도 아프고 현기증이 생길 수 있다.

(2) 쓰다듬고 주무르며 눌러주기

복부 특히 하복부를 손가락 끝이나 손바닥 혹은 주먹으로 한 자리에 5~7회씩 골고루 쓰다듬고 주무르며 눌러준다. 증세가 심하면 처음에는 압통을 느끼지만 상태가 호전되면 차츰 시원하게 될 것이다. 한두 번으로는 별 효과가 나타나지 않지만 1개월 혹은 수개월 계속하면 반드시 좋은 결과를 얻게 될 것이다. 쑥을 삶아 그 따뜻한 물로 찜질을 병행하면 더욱 효과적일 수 있다. 물론 이것을 습관으로까지 발전시킨다면 전신 건강에도 큰 도움을 받게 될 것이다.

다시 88 올림픽을 상기한다. 그렇게 미개하고 가난하여 무시만 당하던 나라에서 온 세계인의 최대 잔치를 벌이다니! 나는 국민의 한 사람으로 자부심과 함께 높은 관심을 갖게 되었다. 그런데 우리나라 전통 스포츠마사지에 대한 시연회에서 국제적인 망신거리가 생겼다. 중국의 활인심방을 우리나라 것이라 했던 것이다. 지압과 마사지를 하는 직업 안마사로서 더욱 창피하였다.

나는 시골에서 클 때 잔병이 많았다. 특히 배앓이와 피부병이 심했다. 그때는 약국과 병원이 대처에나 있었다. 농촌에서는 주로 민간요법이나 약수를 찾았다. 약수를 마시고 목욕을 하며 약초도 달여 먹었다. 덕분에 피부는 좋아졌으나 설사와 복통은 가시질 않았다. 어머니가 늘 쓰다듬고 다독여주어야 했다. 그러나 어머니는 바빴다. 이웃에 전라도 할머니가 와 살았는데 그분의 손이 나를 도와주었다. 그분은 자기 아이들의 배탈도 모두 자기 약손으로 고친다고 했다. 대신 그 분은 내게 등과 허리를 밟아 달라고 했다. 어떤 때는 방망이로 엉덩이를 자근자근 두드려 달라고 했다.

나는 중도 실명으로 안마사가 되었다. 반만년 역사의 우리나라에 전통적인 접촉 수기 요법인 스포츠마사지가 없다는 것이 아주 이상했다. 그래서 이에 대해 관심을 갖게 되었다. 아무리 의과학이 발전된 오늘에도 몸에 이상이 생기면 손부터 가져다 대지 않는가? 문헌과 언어 습관 그리고 지방의 민간요법 등 그 자료를 수집하고 조사를 계속하게 되었다. 그 결과 우리나라 수기 요법이 일관성 있게 정리가 되지 않았을 뿐임을 알게 되었다. 연구 끝에 1996년 맹학교 의료교사 연수회에서 〈우리나라 전통 접촉 치료술〉이란 주제로 발표를 하게 되었다. 그리고 이에 대한 책을 낼 결심도 했다. 2000년 퇴직 후 2년간 연구하던 것을 집중한 끝에 출판사를 찾았다. 원고를 맡기고 가면 2~3주 뒤에 연락하리라 했다. 그러나 3일 만에 전화가 왔다. 자기들도 이와 같은 책을 내려 하고 있었다는 것이다.

나는 〈우리나라 전통 접촉 치료술 안마, 지압, 마사지, 쓰두〉란 책은 반드시 시각장애인이 내야 한다고 생각했다. 맹학교 안마는 일본식으로 교육하고 있지만 그 순서나 술식이 너무 규격화되어 있다. 그래서 졸업 후에는 배운 대로 하는 안마사가 거의 없다. 우리 체질과 습성에 의해 각자 자기식의 안마를 한다. 즉 우리나라 고유의 안마 마사지로 발전시켜 운동선수와 관련이 많은 근골격계 질환을 치료하고 있다. 그리고 전통적으로도 우리나라에서 안마 지압 마사지는 시각장애인들의 고유 직업이 아니었나? 그래서 책 명을 선점하기 위해 출판을 서두르다 보니 오 탈자는 물론 내용에도 잘못이 많았다. 하지만 나의 치료방식에 난치병을 고친 사람들이 책 내용을 알기 쉽게 그림을 넣어달라고 했다. 그래서 2011년에는 도서출판 삼화에서 그림책으로도 출판하였다.

20여 년이 지나 도서출판 새벽에서 처음 낸 책을 꺼내 보게 되었다. 다른 출판사에서 이와 같은 책을 냈다는 말은 아직 들리지 않았다. 그런데 초판을 낼 때 너무 조급했던 나머지 그 내용에 오류가 많았음을 발견하게 되었다. 시각장애인이 낸 책이니 오죽하겠느냐는 빈축도 모면할 수 없게 되었다. 마음 같아서는 그림과 함께 멋진 책을 다시 보일 수도 있었다. 그러나 그것은 책값을 비롯해 과다 지출이 분명할 것이었다. 요즘은 국립중앙도서관에 의뢰하면 그 자료를 복사비에 좀 보태면 앉아서도 받아볼 수 있지 않은가? 따라서 그림 없이 개정판을 내기로 하였다. 다음에 우리나라에서 다시 올림픽을 개최하게 된다면 전통 스포츠마사지가 역사와 함께 건재하고 있음을 보여주고 싶다. 특히 기본 쓰두와 내장 쓸기 등 요가보다 훨씬 쉽게 익혀 많은 효험을 실감하게 됨을 보여주고 싶다. 이렇게 되면 먼저 우리 국민들이 뿌듯해 할 것이다. 아울러 세계인들도 한국과 시각장애인에게 찬사를 보낼 것이 아닌가? 또 국가에서 시각장애인들의 자활을 위한 고유 직종으로 보전해 온 점도 그 가치를 크게 인정받으리라.

끝으로 그동안 이 일을 도와주신 모든 분들과 안마사협회를 이끌었던 나종천 회장이 책 출판에 뜻을 같이한 데 대해 진심으로 감사를 드린다. 곁의 남매가 항상 눈을 대신해 준 것도 기억해야 되겠다. 그리고 책을 재간하게 애를 쓰시는 북랩 출판사에도 무궁한 발전을 비는 바이다.